JN041387

看護基礎教育課程テキスト

学生のための

看護教育学

NURSING EDUCATION for STUDENTS

佐々木幾美 編著　　西田朋子 鬼頭幸子 著

医歯薬出版株式会社

執筆者一覧

編 集

佐々木幾美 <small>さ さ き いく み</small>	日本赤十字看護大学看護学部	教授

執 筆（五十音順）

鬼頭幸子 <small>き とう さち こ</small>	日本赤十字看護大学看護学部	講師
佐々木幾美	編集に同じ	
西田朋子 <small>にし だ とも こ</small>	日本赤十字看護大学看護学部	准教授

This book is originally published in Japanese
under the title of :

GAKUSEI-NO TAME-NO KANGO KYOIKUGAKU
(Nursing Education for Students)

SASAKI Ikumi
   Professor, Japanese Red Cross College of Nursing

© 2023 1st ed.

ISHIYAKU PUBLISHERS, INC.
  7-10, Honkomagome 1 chome, Bunkyo-ku, Tokyo
  113-8612, Japan

はじめに

　看護教育学は，看護師国家試験出題基準には組み込まれていないこともあり，かつては看護大学においても科目としてカリキュラムに配置している学校がそれほど多くなかったのではないかと思います．しかし，近年では看護学教育を展開する多くの教育機関で看護教育学という科目が設定されるようになりました．必修科目として位置づけている教育機関も増えているように思います．

　この要因のひとつとして，看護職に求められる能力のなかで，専門職として生涯にわたって研鑽し続ける能力が明示されたことがあるのではないかと考えています．自律的に生涯を通じて学び続ける基盤を身につけていくためには，学生の頃から自らが受けている看護学教育への関心を高め，その後のキャリアを開発するための生涯学習を支えるさまざまな教育の機会を理解しておく必要があるからです．また，職場における継続教育のなかで，経験を積んだ看護職が後輩の看護職に教える機会も増えてきますので，看護学教育の基盤を看護基礎教育のうちから育成することが重要です．その能力を育成する科目のひとつとして，看護教育学が設定されるようになったと思います．

　しかし，まだ学習の途上にいる学生にとって，複雑な看護教育制度や免許取得との関係が深いカリキュラムといった学習内容は，理解が難しくもあり，近寄りがたい印象を与えるかもしれません．

　本書は，はじめて看護教育学について学ぶ学生が手にとって読み進めやすいようにと考えて構成しました．学生の視点に立ち，彼らが理解しやすいように，授業という身近で具体的な内容から始まり，看護職の資格制度や教育のしくみを考え，さらには看護職として働き続けるなかでの教育・学習に関心が向けられるように構成しています．先生方が授業を組み立てるうえでは，各Chapterの順序を入れ替えて活用できるようにしています．また，学生が読みやすいように，また先生方が授業でも活用しやすいように，厳選したテーマでChapterを構成し，基礎的かつ重要な内容の記述にとどめています．もう少し内容を追加したい，学習を深めたいという場合には，より専門的に詳しく述べられている書籍がありますので，それらを活用していただくことを想定しています．

　本書が，皆さまの看護教育学への学習に少しでもお役立ていただければ幸いです．

　最後に，医歯薬出版株式会社編集部の方々にはたいへんお世話になりました．学生が理解しやすいようなテキストという本書のねらいを実現するうえで，細やかに丁寧に対応していただきました．心より感謝申し上げます．

2023年11月
佐々木幾美

目　次

Chapter 7　教授方法

Part 2　看護職の免許取得と教育のしくみについて考える

Chapter 8　看護教育制度

Part 3　看護職として働き続けることと教育・学習について考える ······· 141

本文デザイン・装丁・DTP：　SOUVENIR DESIGN　　本文イラスト：　加納徳博

Part 1

身近な授業から考える

1

授業設計と学習指導案

みなさんは，これまでに何十回，何百回，何千回も授業を受けてきたと思います．「授業を受ける」と書きましたが，これではまるで学生は受け身であるかのような印象がありますね．しかし実は，授業は教員が一方的につくるものではなくて，授業に参加するみなさんも一緒につくり，出来上がっていくものなのです．

ここでは，授業の成り立ちについて学びましょう．

1. 授業とは

大学の授業は1時限あたり90〜100分で行われます．そして，1科目の単位数が1単位の場合は7〜8回の授業，2単位の場合は14〜15回の授業が行われます．この単位数と時間は，文部科学省の大学設置基準をもとにして，各大学が決めているものです．

冒頭で，授業は教育者（教員）と学習者（学生）が一緒につくるものと説明しました．これを教授-学習過程といって，「教育する意図をもった者による教えるという行為（教授活動）と，その教育の対象者による学ぶという行為（学習活動）は，独立して存在するのではなく，相互に関連しあいながら展開」（中島ら，1999, p185）する「動的な過程」（p185）と説明されています．そして，教授-学習過程をとおして，授業ごとの到達目標の達成をめざします．

教育者と学習者の双方の活動があってはじめて授業が成立します．

1) カリキュラムにおける授業の位置づけ

カリキュラムという言葉を聞いたことがありますか？　一般的には「学校において教育目標を達成させるための教育活動の計画書」（藤岡，1996, p7）とされています．それぞれの教育機関には，建学の精神と理念をもとにした教育目的・目標があって，その実現のために用意されているのがカ

リキュラムというわけです．カリキュラムには，各科目の種類，学習の順序，開講時期，授業回数などが示されています．

科目の到達目標にあわせた教育内容を決め，1科目あたりの授業回数に応じて配分していきます．このときに役立つのが単元という考え方です．教育内容のひとまとまりを1単元とします．1つの単元を1回分の授業で扱うことが多いですが，看護技術を学ぶ演習などでは，2回分の授業で扱うこともあります．

2）授業の構成要素

授業の到達目標を達成するためには，教授-学習活動とともに教材が必要不可欠です．つまり，授業は，教育者，学習者，教材の3つの要素で構成されます．

教材の語源は「教授材料」で，「授業に用いられ学習者に直接提示されるもの」（藤岡ら，2002，p86）をさします．たとえば，教科書，配布プリント，ビデオ，実物，模擬患者，モデル，CAI（computer assisted instruction），スライド，学内演習物品などが教材で，臨床実習では患者さんも教材となります（p140）．また，知識や概念なども教材に含む場合があります（野崎ら，2016，p5）．

大切なことは，「何の教材を使うか」ではなく，「教育者がどのようなねらいで教材を選び，教材をどのように用いるか」です．

教育者と学習者と教材の相互作用が起こると，動的で予想外の方向へ学習が進み，到達目標の達成という枠を超えた学びを生むこともあるでしょう．

> 授業は，教育者，学習者，教材の3つで構成されます．

2. 授業設計

授業設計とは，「狭義には授業実施に先立って行われる活動であるが，広義には設計から評価までの一連の活動の中での設計行為」（細谷ら，1990，p69）をさしますが，ここでは，広義の授業設計について考えていきます．つまり，到達目標の達成に向けた計画から，計画に沿った授業の実施，その結果の評価までを含みます．

1）教材研究

授業設計の第一歩目は教材研究です．教材研究をするなかで教員は，学生に学んでほしいことを明らかにし，どのような教材を使って，どのように教えるかを考えます．教材研究で重要なことは，「教材が含む学習内容の要素と構造，文化・歴史的位置付け，最近の動向などを，教科書や関連する資料，同僚間の意見交換によって深く読み込み，分析・理解すること」（野崎ら，2016，p20）です．

それでは，教材研究をどのように行うのか，科目「基礎看護技術」の単元「寝衣交換」を例に考えてみましょう．このとき，「寝衣」が教材となります．寝衣とはどのような衣類なのか，時代とともにどのように変わってきたのか，患者はどのような寝衣を着ているのかなど，いくつかの観点から検討して，単元で使用する寝衣を決めます．そして，寝衣の着脱という行為にのみ着目するのか，ベッドやオーバーテーブル，床頭台，カーテンなどが揃った療養環境を設定し，患者のもとを訪室してから寝衣交換を終えて退室するまでの一連の行為を想定するのか，それぞれの教育的価値を考えながら決めていきます．

教材研究では，その単元にかかわる教員が集まってさまざまな視点から意見を出しあいますので，お互いが学生に伝えたいことを確認できます．また，その教材が学生にとってどんな意味をもつのかを明らかにする機会や，どのタイミングで教材を見せるかなど授業の進め方を考える機会にもなります．

> 教材研究は，教員同士が意見を出しあう機会になります．

2) 授業設計に必要な"3観"

授業は，教育者，学習者，教材の3つで構成されることを学びました．授業設計でもこの3つの要素を意識して，次の3観という観点をもつことが大切です．

● 教材観
授業で使う素材を学習目標に照らして，教材としての価値や授業での活用方法を明らかにします．

● 学習者観
学習者観は学生観とよばれることもあります．学習者（学生）のこれまでの学修状況を，他の科目の状況ともあわせて見ていきます．そして，社会背景もふまえて，学生の興味や関心，意欲，学習上の強みや課題をとらえて，学んでほしいことを明らかにします．

● 指導観
教材観と学習者観をもとに，その授業で教えたい内容や意味，教育者が指導するときに意図すべきことを明らかにします．そして，学習目標を達成するために重要な点や注意すべき点を考えます．

> 授業設計では，教材観，学習者観，指導観の3観をもつことが大切です．

これら3観について，科目「基礎看護技術」の単元「寝衣交換」の具体例を**表1-1**にまとめました．

表1-1　科目「基礎看護技術」- 単元「寝衣交換」の3観

教材観	本授業は1年次後期の必修科目内の単元のひとつであり，目的は「人びとの健康を促進するために必要な日常生活行動の援助技術，診療の補助にかかわる援助技術について学習し，援助技術をとおして相手をケアすることを学ぶ」ことである． 本単元「寝衣交換」は，全15回の授業のうち9・10回目に位置し，1～8回目では，清潔援助の概論，全身清拭，陰部洗浄，罨法，部分浴（洗髪・手足浴）といった身体の清潔ケアをひととおり学習する．清潔の援助としての更衣（寝衣交換）は基本の看護技術であり，臨床現場で日常的に行われている．また，本科目の学習内容は，履修直後に控えている実習での実践につながるものである． 本単元では，寝衣交換の必要性を理解し，患者の身体運動の状況や可能な体位をもとに寝衣を選択し，寝衣交換の原則に則って，セルフケア能力をふまえた援助を考え，実施できることを学習目標としている． この目標の達成に向けて，講義と演習を組み合わせた授業を行う．講義は必要最小限とし，実践に近い状況で身体を使って演習する時間を十分に設ける．寝衣交換に必要な知識は，講義の他に，事前・事後課題を設定し，LMS（学習管理システム）を活用する． 講義は，スクリーンにスライドを投影して行うが，受講生が多いため，見えづらい学生がいる可能性を考慮し，資料も配布する． 演習では，実習での具体的な状況をイメージできるよう実習室を使用し，臨床に近い環境を設定する．学習形態はロールプレイとし，患者のベッドサイドを訪室する場面から，寝衣交換を終えて退室するまでの一連の流れを行う．グループは3～4人で編成し，グループごとに1つのベッドを使用する．ロールプレイでは，患者役・看護師役・観察者役に分かれ，全員がすべての役割を体験できるようにする．さらに，ロールプレイ後にディスカッションを行い，体験と思考過程を共有する． 近年，寝衣類のリースを利用する患者が多い．リース品は上下セパレートタイプが主流だが，和式タイプの寝衣も病状や治療内容に応じて選択されている．そこで，本単元では，上下セパレートタイプと和式タイプの両方を使用し，それぞれ異なる状況を設定する．
学習者観	学習者（学生）はこれまでに，環境調整，体位変換，車椅子やストレッチャーへの移乗と移送，食事介助，口腔ケア，排泄介助などを履修している．また，身体のフィジカル・アセスメントの科目では，身体の可動域や麻痺の観察も学習している．これらの援助技術を学ぶ演習ではロールプレイを行い，学習者同士や教員とのディスカッションをとおして，看護を実践するための基礎的な能力や相手をケアすることを学んできている． ロールプレイでは，いきいきとした表情で看護師役や患者役になりきり，それぞれの役割で体験できることの違いを実感し，患者役から学ぶことの重要性を感じていた．また，あらゆる科目でグループワークが取り入れられており，自分の考えを発言することには慣れてきている様子である． これまでの履修科目の講義の部分では，集中を欠く学生が見られること，学習の積み重ねに個人差が生じていることが明らかになっている． 寝衣交換は日常生活行動の一部である．学生の生活をふまえると，現代の若者が使用する寝衣は多様化しており，通常，寝衣とよばれる和式タイプや上下セパレートタイプだけでなく，トレーナーやジャージ，スウェットの使用が増えている現状がある．
指導観	本単元は，これまでに履修した体位変換やフィジカル・アセスメントの知識と技術が必要となる．講義は，既習の知識を振り返り，寝衣交換の援助に必要なアセスメントの視点を学べるよう構成する．また，学生が講義に集中できるよう，説明は長くとも15分程度とし，身体を使ったワークや個人ワーク，グループワーク，全体発表の機会をつくり，興味・関心の持続をはかる． 各ワークと発表では，教員が学生の進捗状況を見回りながら，学生の自由な発想を尊重するとともに，学生と意識的に対話し，学習目標の枠にとどまらない学びも大切にする． 本単元の「寝衣交換」の援助では，患者に苦痛を与えることなく，安楽な状態で寝衣交換を実施できる必要がある．安楽な状態には，身体的な安楽だけでなく，精神的な安楽も含まれ，プライバシーや羞恥心へ配慮した具体的な援助方法も重要な学習内容である．学生同士で演習する際，教員は，患者役への声のかけ方，環境調整，肌の露出を最小限にとどめることなどにも留意して学生にかかわる．また，学生のほとんどが10代後半の多感な時期にあるため，男女別のグループを編成する． 授業終了後にリフレクションペーパーを記入してもらう．学生の理解度を把握するとともに，質問や感想は次回の授業で回答と共有を行い，授業評価の一助とする．

3) 教育技法の活用

　授業では，学生の集中力を維持し，学習意欲を高めるために，さまざまな教育技法が用いられます．

> 授業に活用できる代表的な教育技法を紹介します．

(1) 提示

　教員は，授業目標の達成に向けて，さまざまな事柄を学生に提示します．たとえば，講義では，知識や専門用語，理論，学習課題が提示されます．演習では，看護技術や設定された状況が提示されます．実習では，目の前で起こっている事象が提示されます．

　これらを提示するときには，学生の興味関心を引き出す工夫をする必要があります．藤岡ら（1999）は，「初めて経験する技術を身につけるためには，1つ1つのことが具体的に提示されなければなりません．学生にわかりやすく提示する場合は，説明を加えたり，具体的な方法を示しながら『手本』を見せたり，内容を例示したりしながら理解を助けるように働きかけます」（p25）と述べています．

　効果的に提示するためには，学生の理解度に応じて，提示するタイミングや方法，内容を検討することが大切です．学生が提示された教材に興味を示したり，次々と質問して「もっと知りたい」という様子が感じられたりする場合には，新たな教材（エピソード，書籍，研究論文など）を提示することもあります．

(2) 説明

　授業における説明とは，学生がわかるように述べることです．そのために教員は，学生の反応を見ながら説明の仕方を工夫します．頷きながら聞いているのか，首をかしげているのか，心ここにあらずといった様子で聞いているのか，授業中の学生はさまざまな反応を見せてくれます．首をかしげているときには，教員の話すスピードについていけていないのかもしれませんし，内容が難しいと感じているのかもしれません．そういうときには，話すスピードを落とす，疑問や質問がないか投げかける，抽象的な内容を具体的な事がらにたとえるといった工夫を加えます．

　学生に入院の経験がないなど，病院での場面をイメージしづらいことは少なくありません．学生の生活体験や身近なことに置きかえて説明することも効果的です．臨床現場の様子を撮影した動画を教材として使うこともあります．授業では，医療現場で使われる専門用語もたくさん出てきます．学生が新しい専門用語に出あうときには，ていねいに説明する必要があります．

　そして，説明にはメリハリをつけることが大切です．おさえておくべき要点が明確に伝わるよう強調し，ゆっくりと，はっきりと話すようにします．提示する資料の文字の色を赤字に変えるなど視覚的にも工夫します．

授業後は，学生の理解度を把握するためにリフレクションコメントを記入してもらいます．教員は，学生が学んだこと，感じたこと，疑問に思ったことを確認し，理解が不十分な内容については次の授業で補足する必要があります．

(3) 発問

聞きなれない言葉かもしれませんが，発問とは，「授業のなかで教材を媒介にしつつ，学生の考えや解釈を引き出し，理解を深めるために，教員によって出される問いのこと」（佐藤ら，2009，p164）です．

たとえば，病院に入院している患者の安全な療養環境を学習する授業では，はじめに自分の生活環境でどのような点を安全だと感じるかという問いを投げかけます．学生からは「プライバシーが守られていること」「障害物がないこと」などの回答が出てきます．そこで教員は，患者にとっての療養環境について説明し，学生の回答と療養環境を比べて，患者にとってプライバシーが守られている療養環境とはどのような環境かという問いを投げかけます．このように，学生が考えやすく答えやすい発問から始め，次第に視点を自分の生活環境から患者の療養環境に移すことで，安全な療養環境の学習につなげていきます．

発問を行うことで，学生自身が当たり前だと思って疑わなかったことに疑問を抱いたり，新たな価値観に気づいたりするきっかけになります．そして，学生のもっと知りたい，学びたいという意欲につながります．

学生に発問を投げかけたら，考える時間を十分に確保することが大切です．そして，教員は，学生が緊張せずに安心して考え，自由に発想し回答できる雰囲気をつくります．また，教員自身も，学生の回答から新たな視点や発想に学ぶことがあります．

(4) 板書

授業のなかで教員は，説明したい事がらや，発問への学生の回答を黒板やホワイトボードに板書として書きとめます．そのとき，学生が書き写す時間を確保し，書き終えるまでは消さないようにします．

学生が考えたこと，感じたことを書きとめるときには，「できるだけ学習者の表現した通りに板書する」（藤岡，1994，p213）ことが大切です．板書は，学生の思考や感情を文字として視覚化し，客観的に眺める機会となり，「自らの思考や感情を意識化していくのを助けるし，学習に対する責任を育てていく」（p213）ことができます．さらに，学生同士で同じ意見や違う意見を整理することにも役立ちます．そうすることで，学生は自分の考えに自信をもつことができたり，視点が広がったり，学習への興味関心が高まったり，新たな疑問が湧いたりして，グループワークでの議論もより活発になることがあります．

4) 授業設計に役立つ学習理論

(1) インストラクショナル・デザイン (ID)

　インストラクショナル・デザイン（instructional design；ID）とは，「教育に対する工学的なアプローチ」であり，「教育を短期間で効率よく効果的に行う手法」（日本教育工学会, 2000, pp36-37）です．歴史的には，「アメリカの政府機関が，米軍における新兵教育を短期間で効率よく効果的に行う手法を求めた研究の成果」（日本教育工学会, 2000, p37）として出現しました．その後，1980年代に「コンピューター・プログラムが指導の代替え的な形式として設計されたこと」（Kridel et al, 2010/2021, p33）や，2000年以降に「大学や他のプログラムがより多くのオンライン学習に移行したこと」（p33）で広く知られるようになりました．

　教育工学者の鈴木は，「IDが目指すのは，教育活動の効果・効率・魅力を高めることである」として，効果とは「活動の目標として設定したゴールに近づいた度合い」，効率とは「コストの削減を教育の効果を保ちつつ実現すること」，魅力とは「もっと学びたい，と思って終わる度合い」をさすと述べています（2019, p110）．

　IDには，これらの要素にもとづいた，さまざまな学習理論があります．

> 教育の効果・効率・魅力を高める手法として
> インストラクショナル・デザイン（ID）があります．

(2) ADDIE モデル

　ADDIEモデルは，分析（Analyze），設計（Design），開発（Develop），実施（Implement），評価（Evaluate）という5つの構成要素の頭文字をとって名づけられました．IDの代表的なモデルで，「ADDIEの各段階は，問題とその原因の特定（分析）から開始し，解決策の提案（設計），解決策の準備（開発），その試用（実施），成功したかどうかの確認（評価），というシステム的な問題解決モデルにおける主要な手順」（Gagne et al, 2005/2007, p45）を表しています．

　図1-1の実線は，「分析から評価にいたるプロセスの流れ」を示し，破線は，「フィードバックの流れ」（Gagne et al, 2005/2007, p25）を示しています．

　e-learningのコンテンツをADDIEモデルに沿って開発すると，「どんなコンテンツが必要かを見極め（分析），どのように教えるかを考え（設計），Web上などに教材を実現する（開発），研修を行い（実施），その結果を見ながら必要な修正を行う（評価）」（鈴木, 2005, p199）プロセスをたどれます．

　看護基礎教育では，教員と学生双方の授業へのニーズを分析する（江藤ら, 2016），授業の評価と改善のためにADDIEモデルに沿って考察する（小澤ら, 2016）などの活用方法があります．臨床現場でも，患者の教育プログラムの作成や，医療職の教育研修の実施・評価に使用されています．

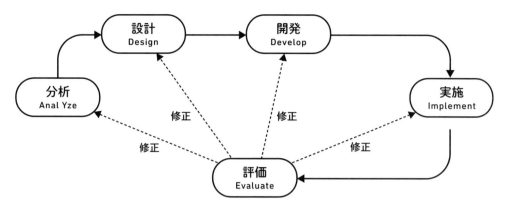

図1-1 ADDIEモデル（Gagne RM et al, 2005/2007, p25）

（3）ARCSモデル

　ARCSモデルは、米国の教育工学者であるケラー（Keller JM）が提唱しました．このモデルは、「イ
ンストラクショナル・デザイナーが学習意欲の問題に取り組むことを援助するシステムモデルで、
学習意欲の問題と対策を、注意（Attention）・関連性（Relevance）・自信（Confidence）・満足感
（Satisfaction）の4要因に整理した枠組みと、各要因に対応した動機づけ方略、ならびに動機づけ
設計の手順を提案したもの」（日本教育工学会, 2000, p2）です．この4要因の頭文字をとって
ARCSモデルと名づけられました．

　図1-2は、学習者が「おもしろそうだな」と関心をもつところから始まり、「やってよかった」と
いう満足感を得るところまで、矢印の方向に4つのステップを踏むことを示しています．このステッ
プについて考えることで、学習意欲が高まる授業を設計できます．また、学習意欲に問題がある場
合には、4つの要因に注目して課題を探し、改善策を検討するのに活用することもできます．

　たとえば、講義形式の授業のリフレクションコメントに「〇〇について、何のために勉強してい
るのかよくわからないのでやる気が起こらない」という感想があったとしましょう．このような率
直なコメントは、授業設計にたいへん参考になります．この学習者の疑問は、ARCSモデルの4つ
の要因のうち、関連性（Relevance）がわからない状況だととらえることができます．つまり、「や
りがいがありそうだな」と感じることができないため、意欲がわかないのだと考えられます．

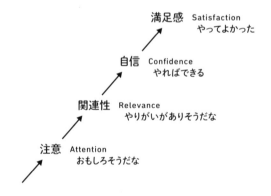

図1-2 ARCSモデルの4要因（鈴木, 2002, p176）

それでは，どのようにしたら改善できるでしょうか．このテキストで学習しているみなさんは，どのようなことだったらやりがいを感じられるでしょうか．いま学習していることが，数カ月後の実習で実践する内容だったら，何のために勉強しているのかという疑問は，少しは解消されると思います．さらに，学習内容の活用方法がわかり，「活用できそうだな」という手ごたえも感じられたら，授業への意欲がわいてくるのではないでしょうか．このように，学習意欲の問題が見つかったとき，ARCSモデルを使うことで改善につなげることができます．

> インストラクショナル・デザイン（ID）の代表的なモデルとして，ADDIEモデルとARCSモデルを覚えておきましょう．

5) 学習指導案

学習指導案とは，「教師が授業を行う際に立てる指導計画を一定の形式で記述したもので，いわば授業のシナリオ」（細谷ら, 1990, p361）です．学習指導案に決まった形式はありませんが，学習目標（学生に身につけてほしい能力，学生のめざす姿）やねらい（教員が何を教えたいのか）を達成するための具体的な方法を，時系列に整理し，記述します．

どのような授業形態であったとしても，教員が教えることではなく，学生が主体的かつ能動的に学ぶことに重点を置いて計画します．そのためには，教材研究や教育技法を十分に検討する必要があります．

また，学習指導案はあくまでも"案"であり，授業当日に学生とかかわるなかで，臨機応変しながら学生の学びを支援できる計画でなければなりません．

学習指導案は，講義や演習，実験の授業では，単元ごと，または1回の授業ごとに作成します．実習では，月単位や週単位で行われることから，週単位，1日単位に細分化して作成します．

> 学習指導案には具体的な内容が書かれますが，授業で学生とかかわるなかで臨機応援に対応できるものでなければなりません．

それでは，演習の学習指導案の例を見てみましょう．

・・・・・・・・・・・・・・・・・・・・

科目「基礎看護技術科目」の単元「寝衣交換」の学習指導案を紹介します（**表1-2**）．学習指導案には，講義やグループワーク，技術演習が含まれています．

まず，単元に関する教材観・学習者観・指導観の3観を明らかにし，単元の学習目標に照らして教材研究を行います．そして，学習内容の順序や指導方法，時間配分，使用する教材や評価の方法を検討し，学習指導案を作成します．

次に，単元を担当する複数の教員で集まり，意見を出しあい，学習指導案を洗練させていきます．完成した学習指導案は事前に教員間で共有します．演習の授業は講義と違って，複数の教員がかかわることが多いため，このような過程がとても大切になります．

表1-2では，上側の欄に科目と単元の概要をまとめています．たとえば，科目名，単位数，対象学年と開講時期，単元の日時と場所，使用するテキスト，単元の学習目標，評価方法などです．オフィスアワーとは，担当教員が学生の質問や相談に対応できる時間のことをいいます．

下側の欄はタイムスケジュールです．縦軸が時間で横軸にはそれぞれの時間帯に何をどのような目的で行うかを書きます．横軸の項目に決まりはありません．表1-2では，目標，内容，方法，ねらい，評価を記載しています．目標は，単元の学習目標の達成に向けて設定し，これらを達成するための学習内容を書きます．方法には，学習内容に沿って使用する教材や教育技法を具体的にあげます．ねらいには，教育者がどのような意図をもち，どのように学生にかかわるかを示し，一番右端には，評価の方法と内容を書きます．このようにして，授業の進め方と流れがわかるようにまとめます．

学習指導案に欠かせないことは，教員の一方的なかかわりを記すのではなく，学生との相互作用がみえるように記すことです．教授活動と学習活動の動的な過程から生まれるさまざまな学びを大切にし，学生の成長をとらえることができる学習指導案となることをめざし，検討を重ねます．

● 文献

- Gagne RM,et al(2005):Principles of instructional design.5ed./鈴木克明,岩崎信監訳(2007):インストラクショナルデザインの原理.北大路書房.
- Kridel C ed(2010):Encyclopedia of Curriculum Studies.Vol1-2./西岡加名恵,他監訳(2021):カリキュラム研究事典.ミネルヴァ書房.
- 江藤千里,村中陽子(2016):看護系大学における患児のフィジカル・アセスメントに関するニーズ分析から捉えた教育上の課題.医療看護研究,13(1):12-23.
- 小澤知子,他(2016):急性期看護学に実習前課題発見型OSCEを用いた授業デザインの実践 ADDIEモデルによる評価と改善.東京医療保健大学紀要,11(1):51-57.
- 佐藤みつ子,他(2009):看護教育における授業設計.第4版,医学書院.
- 鈴木克明(2002):教材設計マニュアル 独学を支援するために.北大路書房.
- 鈴木克明(2005):e-Learning実践のためのインストラクショナル・デザイン.日本教育工学会論文誌,29(3):197-205.
- 鈴木克明(2007):インストラクショナル・デザインの原理.北大路書房.
- 鈴木克明(2019):インストラクショナル・デザイン 学びの「効果・効率・魅力」の向上を目指した技法.通信ソサエティマガジン,No50秋号:110-116.
- 中島義明,他編(1999):心理学辞典.有斐閣.
- 日本教育工学会(2000):教育工学事典.実教出版.
- 野崎真奈美,他(2016):計画・実施・評価を循環させる授業設計 看護教育における講義・演習・実習のつくり方.医学書院.
- 藤岡完治(1994):看護教員のための授業設計ワークブック.医学書院.
- 藤岡完治,「看護教育」編集室(1996):看護教育新カリキュラム展開ガイドブックNo.2 新カリキュラム評価の視点と方法.医学書院.
- 藤岡完治,他(1999):わかる授業をつくる看護教育技法1 講義法.医学書院.
- 藤岡完治,堀喜久子(2002):看護教育講座3 看護教育の方法.医学書院.
- 細谷俊夫,他(1990):新教育学大事典.第一法規出版.

表1-2　基礎看護技術「寝衣交換」の学習指導案

[科目]基礎看護技術　単位：2単位　履修年次：1年次　開講期：後期　学生数：○名
[単元]寝衣交換
[担当教員]AA, BB, …（8名）
[日時]XX年Y月Z日(A)X〜Y時限目（180分）
[場所]実習室
[使用するテキスト]「ABCDEF」
[単元の学習目標]
　①寝衣交換の目的を述べることができる
　②寝衣交換に必要な知識と技術を説明することができる
　③寝衣交換の援助に必要なアセスメントを行うことができる
　④寝衣交換の援助を体験し，安全・安楽に配慮した方法を考えることができる
　⑤片麻痺，床上安静など，患者の状態にあわせて実施することができる
[評価方法]授業中の反応・発言内容，演習ノートの記入内容，リフレクションコメント，定期試験，授業評価アンケート（大学が実施）
[オフィスアワー]平日X時〜Y時，毎週A曜日X時〜Z時
[受講時の注意点]身だしなみ

時間	目標	内容	方法	ねらい	評価
10分	・前回の単元の疑問が解消し，理解が深まる	1.前回授業の感想共有，質問への補足説明	1.資料の提示（配布，スクリーンに投影）と説明	・学習者の学びに対して肯定的なフィードバックを行い，学習意欲を支持する ・学習者自身に考えてもらいたい内容は解答を提示せず，参考文献等を紹介し，知的好奇心や探求心を支援する	・学生の表情，仕草を観察する
40分	・寝衣交換の援助に必要なアセスメントを行うことができる ・寝衣交換に必要な知識・態度・姿勢を学ぶ ・寝衣交換の援助に必要な安全・安楽の視点を理解する ・寝衣交換の実際を知る	1.寝衣交換の目的と必要性 2.寝衣交換の援助を必要とする対象者の身体状況や療養生活を考えることができる 3.対象者のADLや好みを考慮した寝衣の選択方法 4.安全・安楽な寝衣交換の援助 5.寝衣交換の一連の流れ（アセスメント〜実施〜評価）	1.資料の提示（配布，スクリーンに投影）と説明．発問：みなさんが使用している寝衣はどのような理由で選択していますか 2.資料の空欄箇所の記入 3.既習の知識（筋・骨格系のフィジカルアセスメント）を用いた寝衣交換のアセスメント．発問：ROMやMMTとは何を示すものでしたか 4.臨床現場の寝衣交換場面を再現した教員作成動画の視聴：寝衣交換の一連の流れ 5.動画内容の記録（個人ワーク），机間観察 6.個人の記録をグループで共有するよう指示 7.共有したことを全体で発表する（発表グループの指名） 8.動画の解説	・学習内容1〜3について一部穴埋め箇所のある資料を配布し，説明する ・おさえてほしい内容を穴埋めにすることで重点事項を意識づける ・動画の視聴をとおして援助場面をイメージし，興味をもたせる ・動画を解説する前に，個人で記録に取り組んでもらう．教員は，学生が印象に残った内容，気づいた点を把握したうえで解説することで，学習を支援する ・全体発表により，学習内容を整理するとともに，学生に自信をもたせ，視野を広げる	・学生の表情を観察する ・説明を聞きながら資料に記入する様子を確認し，記入を終えるまで待つ ・机間を回り，個人およびグループワークの進捗状況を確認する ・進んでいない場合は説明を加え，助言する ・全体発表では，学生の反応をみる

110分	• 片側に不全麻痺のある対象者の上下セパレート式寝衣交換を実施できる • 床上安静が必要な対象者の和式の寝衣交換を実施できる	1.安全・安楽に配慮した上下セパレート式の寝衣交換	1.教員が看護師役・患者役になり，デモンストレーションを提示する．事例：「片側に不全麻痺のある対象者の上下セパレート式の寝衣交換」 2.一連の流れを文字と写真で示した資料を配布する 3.1グループ4人編成とし，寝衣交換の援助を実施する．グループ内で看護師役・患者役・ガイド役・観察者役に分かれ，すべての役割を体験する．ガイド役は配布資料をもとに看護師役・患者役に助言し，観察者役は演習ノートに気づいたことを書きとめる 4.学生全員がすべての役割の体験を終えたら，演習ノートに各役割を体験して気づいたこと，感じたことなどを記録する 5.教員が看護師役・患者役になり，デモンストレーションを提示する．事例：「床上安静が必要な対象者の和式の寝衣交換」 6.5.について，2〜4を実施する	• デモンストレーションを目の前で見ることで，演習内容の理解を促す • デモンストレーションでは，大切なポイントを説明し，どのような意図で行うのか理解できるようにする．また，看護師の身体の使い方をゆっくりていねいに見せることで，学生が模倣し，身体化できるようにする • デモンストレーション後に見づらかったところ，わからなかったところがないか，学習者に投げかける • 学生全員が看護師役だけでなく，患者役，ガイド役，観察者役を体験することで，さまざまな立場からよりよい援助を考え，実施できるようにする	• デモンストレーションをみる学習者の反応を観察する • 机間を回り，グループの進捗状況を確認する • 実際の状況を想定して各役割を遂行できているか確認する．進んでいない場合は，指導・助言を行う • 技術の実施状況をみて，適宜，補足説明を加える • 演習時間に過不足が生じていないか確認し，適宜，時間を調整する
10分	• 本単元の学習を振り返り，理解できたことや疑問点を整理できる	1.質疑応答，感想共有	1.質問がある学生に挙手を促しながら教員が机を回り，質問だけでなく，感想を自由に発言するよう促す．発言が学生全員に聞こえるようマイクを使い，質問や感想への応答もマイクを使用する	• 学生の学びに対して肯定的なフィードバックを行い，学習意欲を支持する • 学生自身に考えてもらいたい内容は解答を提示せず，参考文献等を紹介し，知的好奇心や探求心を支援する	• 演習ノートへの記入状況を確認する
10分		リフレクションコメントの記入	1.本単元の感想や質問だけでなく，授業への意見も記載するよう説明する	• 集中して記入できるよう静かな環境を整える	• リフレクションコメントの内容を確認する

Chapter 2 看護学実習

　看護学実習は，授業形態のひとつで，看護学において非常に重要な位置づけにあり，看護師免許を取得するためには必須の単位となっています．病院や訪問看護ステーションなどで行われる実習は，とくに臨地実習とよばれ，学内の授業とは区別されることが多いです．

　ここでは，実習という授業の特徴，実習の条件（人的環境・物的環境），実習での指導について学びましょう．

1. 看護学教育における実習の位置づけ

　授業には，講義，演習，実習という3つの形態があります（**図2-1**）．

　講義では，看護に必要な知識・理論を系統的に学習することができます．一方，看護学は実践の学問ですから，講義だけでは具体的なイメージに欠け，知識と知識の関係が断片的になりがちです．それをつなぐのが演習です．

　演習では，看護を展開するための個々の技術などを獲得できます．また，講義から実習へと進む過程での課題に取り組むこともできます．学生がいきなり実習の場に出て看護を実践することは難しいため，演習がその準備の機会となるわけです．それだけではなく，臨地実習での学びを補う役

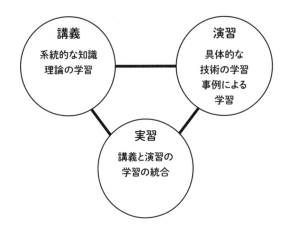

図2-1　講義，演習，実習の位置づけ

割も果たしています．たとえば，臨地実習で一人の学生が経験する対象の数は限られていますが，それぞれの学生が経験したことについて演習のなかで意見交換することで，間接的であっても他の学生の経験を共有できます．そして，個々の学生の経験から，共通点や一般的原理を見出して整理する機会となります．

　実習では，講義と演習で学んだことを実際の看護をとおして統合します．実習とは，具体的な看護を実際に展開する学習の場であり，一人ひとり異なる対象者に対して，習った知識と技術を応用して看護を実践する機会となります．

> 授業には，講義，演習，実習の3つの形態があります．

2. 看護学実習の意義

　看護学実習で出あう患者さんの問題はそれぞれ異なっていて，学生一人ひとりが問題を解決する方法を考えなければなりません．看護実践能力とは，単に看護技術を実践できる能力をさすのではなく，抽象的な概念を具体的な場面で使うための応用能力，また，一つひとつの具体的な場面から共通の部分や異なった部分を見出して抽象化していく能力も含まれます．波多野（1976, p39）は，「臨床実習は講義や学内での演習や実習とうまく組み合わせられて，初めて学習過程の中に位置づけられ，有意義になる．講義の内容を対象によって具体的に確認しながら学習し，学内で学習したことを対象に適用していく．こうした関連が臨床実習によって可能になってくる」と述べています．看護実践能力を獲得するうえではなくてはならない授業です．

　また，看護への関心と意欲を高め，かかわりを通して対象を理解することを学ぶ場でもあります．看護の対象は，さまざまな健康レベルにある人びとであり，学生が日常の場面であまり接する機会のない人びともたくさんいます．そのような人びとと実際に接するなかで，生きることへの考え方や価値観などを考える機会となり，対象一人ひとりを深く理解することにつながります．実習では，実際に患者さんを受け持つ場合が多いので，患者さんに対する責任を実感する機会でもあり，関係性が深まることで，看護の関心や意欲が高まります．紙面上の模擬的な患者に対する看護計画を立案するのとはまったく異なる学習経験であることは，学生のみなさんのほうがよく実感できるのではないかと思います．

　さらに，実習で看護計画を立案する場面では，通常の生活では触れることがあまりない，人の死生観や価値観，Quality of Life の考え方，生育歴や家族の問題など，プライバシーに関係する事柄を知ることもあります．そのようなとき，人びとの尊厳を大事にする姿勢をもたなければなりませんし，看護学生ではあっても社会人と同じ態度が求められます．人間的な成長が促される学習の場となるのです．

　実習をとおして多くの看護実践を重ね，新たな経験を積むなかで看護の本質を考える機会が生まれるでしょう．自分が目標とする看護とは何か，重要だと考えていることは何かなど，自己の看護

観を培う機会となります．それは，自身の原点となり，看護職となってからも基礎となるでしょう．

> 実習では，実際の患者さんとのかかわりを通じて，講義と演習で学んだ知識・理論・技術を統合し，"看護実践能力"を獲得します．

3. 実習の特徴

　実習の特徴として，1対1の関係だけでなく，小グループでの教授-学習もあわせて展開される点があげられます．講義は多くの学生に向けて一斉に行われ，教員が数人の学生に発問して答えてもらうことはあっても，全員の学生一人ひとりとやり取りすることはできません．演習は小グループで行われることが多く，そのなかで学生一人ひとりの学習状況を確認することもあります．一方，実習の場合は，学生一人ひとりの受け持ち患者が異なり，学習状況も異なるため，1対1の関係が基本となります．さらに，実習先では小グループ単位で病棟に配置されるので，カンファレンスなど一部の学習は小グループで行われます．

　また，実習での学習は，予定どおり，予想どおりには進みません．手術が長引いたり，分娩進行が早まったり，患者の容態が変わったりすることがよく起こります．講義や演習であれば，その日に教える内容や学ぶ内容をあらかじめ決めておき，準備することができますが，実習ではそうはいかず，臨機応変に教えたり学んだりしていくことが求められるのです．

　それから，ある学びの機会を逃すと，次に同じ機会を得ることが難しいのが実習です．たとえば受け持ち患者の手術後の看護に参加する機会，出産の場面に立ち会う機会は，その時にしかありません．学生の準備状態が不十分なまま見学することは効果的とはいえませんが，その場に居合わせ，見たり聞いたりすることは何物にも代えがたい学びの機会であり，その場に立ち会っているからこそそこで行われている看護の理解が進むことも少なくありません．ですから，一度しかない貴重な機会を学びにつなげていく貪欲な姿勢も大切です．

　実習では，つねに安心や安全に配慮する必要があり，学生の看護によってインシデントやアクシデントが引き起こされないようにしなければなりません．ただし，患者への影響がない範囲であれば，学生が失敗から学ぶ機会も保証する必要があります．たとえば，足浴ケアを実施するのに，足浴後のお湯を捨てるバケツを準備し忘れた場合に，患者を待たせてしまうかもしれませんが，その経験から学生は次こそ失敗しないようにと学ぶことでしょう．教員や実習指導者はどこまでならば安全な失敗なのかを考えながら指導します．

> 実習は，なかなか予定どおり，予想どおりにいきませんが，機会の限られた立ち会いの場で，失敗からの学びも多い，貴重な授業です．

4. 実習環境としての条件

　保健師助産師看護師学校養成所指定規則では，第2条で保健師学校養成所，第3条で助産師学校養成所，第4条で看護師学校養成所の指定基準が示されていますが，その各9項で「別表1〜3に掲げる実習を行うのに適当な施設を実習施設として利用できること及び当該実習について適当な実習指導者の指導が行われること」とされています．また，指定を受けるのに必要な申請書には，すべての実習施設の名称，位置，開設者の氏名，診療科名や患者収容定員，最近2年間の年別の入院患者延数・外来患者延数・分べん取扱数を記載し，その承諾書を提出することが義務づけられています．これは，実習施設は教育施設に位置づけられるため，その質を保証する必要があるからです．

　他にも，実習指導者の氏名や職歴，実習指導体制（後で述べます）を届け出なければなりません．学校の教員だけで実習を指導することは難しく，教員とともに教育的な役割を担う実習指導者を含めた実習指導体制が必要であり，その質を担保する必要があるからです．

　看護師養成所（看護専門学校）の実習施設等の条件は「看護師等養成所の運営に関する指導ガイドライン」（厚生労働省，2020）に定められています．また，大学の実習施設等の条件は「大学における看護系人材養成の在り方に関する検討会 第二次報告 看護学実習ガイドライン（以下，看護学実習ガイドライン）」（文部科学省，2020）に示されています．

1）実習施設

　臨地実習の場は，病院だけでなく，訪問看護ステーションや福祉施設など多様になってきています．実習施設を選択し，依頼するときには，学校と実習の教育目標にあっているかどうか，学生が効果的に学習できる環境かどうかという観点から以下の点を考慮することが必要です．

① 医療機関として法令等の基準を満たしていることが重要です．また，看護体制が整い，看護職員に対する継続教育が計画的に行われ，患者に対する看護が適切に行われていることが求められます
② 学生が実習施設に通うまでの距離があまりにも遠くならないよう配慮します
③ 学生のロッカールームや休憩室の他，実習中に学生が記録をしたり，調べものをしたりできる場所を設定し，カンファレンスができるような場所を準備します．施設内の図書を利用できるようにすることも重要です
④ 他の看護師学校養成所の実習期間と重複しないよう調整することも必要です．病棟等での受け入れ人数が多すぎないようにすることも重要です

> 教育目標と合致しているか，十分な学習効果を得られる環境か，などの観点から実習施設を検討します．

第8 実習施設等に関する事項

2. 実習施設

(1)教育内容に応じて病院のほか多様な実践活動の場を実習施設として設定すること．ただし，当該実習施設に関連する法令等で定められている基準を満たしていること

(2)実習施設は，原則として養成所が所在する都道府県内にあること．学生の利便性等の観点から，養成所が所在する都道府県外の実習施設を確保する場合にあっては既に実習を行っている看護師等養成所の実習体制への影響に十分配慮すること

(3)実習施設が同時に受け入れることのできる学生数は，実習の質担保の観点から，実習施設の規模や実習内容を勘案し，当該養成所との間において十分な調整を図り，専任教員，実習指導教員又は実習指導者による適切な実習指導体制を確保した上で，適切な数を定めること．多数の学校又は養成所が実習を行う場合には，全体の実習計画の調整が必要であること

(4)実習施設には，実習に必要な看護用具が整備，充実されていること

(5)実習施設には，学生の更衣及び休憩が可能な場所や実習効果を高めるために専任教員，実習指導教員又は実習指導者との討議等が実施できる場所が設けられていることが望ましいこと

（中略）

5. 看護師養成所

(1)実習施設として，病院に加えて，診療所，訪問看護ステーション，保健所，市町村保健センター，精神保健福祉センター，助産所，介護老人保健施設，介護老人福祉施設，地域包括支援センター，保育所その他の社会福祉施設等を適宜確保すること．ただし，基礎看護学及び成人看護学実習においては学生1人につき，1か所以上の病院において実習を行うこと

(2)実習施設が病院の場合は，次の条件を具備していること

　ア　看護職員の半数以上が看護師であること

　イ　看護組織が次のいずれにも該当すること

　　（ア）看護部門としての方針が明確であること

　　（イ）看護部門の各職階及び職種の業務分担が明確であること

　　（ウ）看護師の院内教育及び看護職員に対する継続教育が計画的に実施され，学生の実習指導を調整する責任者が明記されていること

　ウ　患者個々の看護計画を立案する上で基本とするための看護基準（各施設が提供できる看護内容を基準化し文章化したもの）や，看護を提供する場合に必要な看護行為別の看護手順（各施設で行われる看護業務を順序立て，一連の流れとして標準化し，文章化したもの）が作成され，常時活用されていること．さらに，評価され見直されていること

　エ　看護に関する諸記録が次のとおり適正に行われていること

　　（ア）看護記録（患者の症状，観察事項等，患者の反応を中心とした看護の過程（計画，実施，実施後の評価）を記録したもの）が正確に作成されていること

　　（イ）各患者に対する医療の内容が正確に，かつ確実に記録されていること

（ウ）患者のケアに関するカンファレンスが行われ，記録が正確に作成されていること

オ　学生が実習する看護単位には，実習指導者が2人以上配置されていることが望ましいこと

(3) 病院以外での実習については，医療法，介護保険法等で定められている看護職員の基準を満たしていること．また，病院以外での実習にあたっては，業務に係る手順が整備され，必要な記録が作成されていること．さらに，学生の指導を担当できる適当な看護師を，実習指導者とみなすことができること．ただし，看護職員が配置されていない施設においては，看護師養成所の専任教員又は実習指導教員による指導を学生が必要時受けられる体制を整備すること

(4) 看護師が配置されていない施設における実習の単位数は，指定規則に定める単位数の3割以内で定めること

(5) 訪問看護ステーションについては，次のような設置要件を満たしていること

ア　複数の訪問看護専任者がいること

イ　利用者ごとに訪問看護計画が立てられ，看護記録が整備されていること

(6) 看護師養成所2年課程（通信制）の実習施設については，現に他の看護師学校養成所の実習施設として承認を受けている病院等を選定すること

2) 実習指導者

「看護師等養成所の運営に関する指導ガイドライン」は，実習指導者の条件を「担当する領域について相当の学識経験を有し，かつ，原則として厚生労働省若しくは都道府県が実施している実習指導者講習会又はこれに準ずるものが実施した研修を受けた者であること」としています．そして，学生の小グループ（看護単位）ごとに，実習指導者を2人以上配置することが望ましいとしています．

一方，「看護学実習ガイドライン」には，実習指導者の条件は示されていませんが，期待される役割について「大学における看護学実習の位置づけを理解し，学生との関係性を構築し，看護学実習に臨む意欲を引き出せるように支援することができる．さらに，学生の主体性を尊重し，対象者と学生との関係形成を支え，学生が作成した看護計画に対して，対象者の状態に関するアセスメントを説明し，適切な看護ケアの技術を示し，プロフェッショナルとしての姿勢を示す等，看護の実践者としての役割モデルとなることが期待される」（文部科学省, 2020, p4）と示されています．

実習指導者向けの講習会や研修が，都道府県，団体，大学などで行われており，厚生労働省は，「保健師助産師看護師実習指導者講習会実施要綱」を示しています．

実習指導者については，2つのガイドラインに条件や期待が示されており，講習会や研修を受けることが求められています．

3）実習指導体制

　実習指導体制は学生の学習環境を大きく左右するため，学校養成所と実習施設が連携・協力して整える必要があります．

　看護師学校養成所は，まずカリキュラムや学校の実習方針を実習施設に説明して理解してもらう必要があります．**図2-2**は大学と実習施設との実習連携システムの例です．大学側の管理職と実習施設側の管理職が実習連絡会議を開いて，実習実施と実習受け入れの方針をそれぞれ共通理解します．あわせて，実習の担当教員と実習指導者たちが実習担当者会議を開いて，各専門領域で行う実習計画等を共通理解します．さらに，実習指導の場面でも，担当教員と実習指導者は実習の進め方についてつねに協議します．各実習が終了した後は，それぞれの会議で目標達成の状況などを共有し，課題があれば対応策を話しあいます．

　実習連携システムのなかでの具体的な活動を表2-1に示します．

　実習連絡会議や実習担当者会議を通じて，学校養成所と実習施設の連携・協力のもと"実習指導体制"が整えられます．

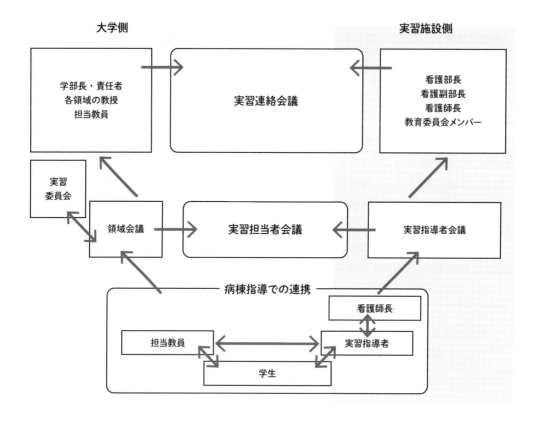

図2-2　大学と実習施設との実習連携システムの例

表2-1　実習連携システムでの具体的な活動

過程	具体的な活動
実習前	(1)学校側は実習目標を設定して，その内容の明示するための資料・実習要項を作成する.
	(2)学校側は実習施設を確保し，文書で依頼する. 学校と実習施設とで合意形成をはかり，承諾書や契約書を取り交わす.
	(3)学校側(責任者，科目責任者，担当教員など)と実習施設側(部門責任者，看護師長，実習指導者など)で打ち合わせを行う. 学校側は，実習施設の実習指導者等と実習目的・目標，実習の進め方などを共有する. 実習施設側は，実習指導者を任命して役割を確認する. また，他の看護職へ協力を要請する.
	(4)実習指導者は，看護師長と相談して実習環境を整備し，その状況を担当教員に伝える. 担当教員は学生の学習上，必要と思われる環境について，相互に相談して整える.
	(5)教員は学生に対してオリエンテーションを実施する. 実習要項を活用し，実習目的・目標，方法の概要，実習評価・単位認定，守秘義務，健康の自己管理，感染予防，事故発生時の対応および報告手続き，非常事態発生時の対応，実習施設の活動方針(看護方針・体制，看護基準)，業務の流れと日程などを説明する. 教員は実習指導者とその内容を共有しておく.
	(6)実習指導者は教員と相談して実習に適した対象者を絞り込む. 実習指導者は，学生の受け持ち対象者の候補者には，実習への協力を依頼し内諾を得る. 受け持ち患者は，実習初日以降に決定されることが多いが，事前に受け持ち対象者を決定できる場合には，実習への協力を依頼し，同意を得る.
実習中	(1)実習指導者は学生に対して，実習施設でのオリエンテーション(施設の構造，施設利用者の構成，施設スタッフ・看護職者の構成など)を実施する. 教員は，学生とともに看護師長や病棟スタッフへ挨拶し，実習環境に適応できるよう支援する.
	(2)実習指導者が絞り込んだ候補者から学生が受け持ち対象者を決定できるよう，実習指導者と教員とで助言する. 受け持ち対象者が決定したら，実習指導者は対象者に実習でのかかわり方，実習指導者と教員の指導監督下に行うことなどを具体的に説明し，同意を得る.
	(3)実習指導者と教員は調整・協働して，実習日程，行動予定に沿って指導し，学生の目標達成を確認する. 実習カンファレンスでは，学生の学びが深まるよう，実習指導者と教員が助言・指導する.
	(4)実習の最終段階において，教員は，個人面接などで学生個々の達成度と今後の課題などを確認する.
実習後	(1)大学教員は，実習指導者の見解を加味して実習目標の到達度から学生を評価する.
	(2)病棟ごとに実習指導者と教員との間で，実習対象者選択，役割分担，学生の個別指導の課題，カンファレンスの運営などについて，終了後早期に反省会を行い，今後に向けた課題を明確にする.
	(3)大学内で担当教員間の反省会を行う. 実習目標の達成状況や学習経過などを報告書としてまとめ，次期実習の改善方策の検討資料とする. 学生のレポートは可能なかぎり実習施設側にフィードバックさせ，今後の改善に活用する. 実習施設では実習指導者間での反省会を行うと効果的である.
	(4)学校と実習施設間での会議を設定して，実習のあり方について検討する. 担当者レベルの会議だけでなく，双方から責任者が出席する実習連絡会議を設ける必要がある.

4) 教員と実習指導者の協働と役割分担

　実習では，本物の医療現場で，本物の患者に看護を提供しながら看護学を学びます．実習の担当教員は，複雑な医療現場の状況をよく知る実習指導者とともに，安全を確保しながら学生の学びを支援することが重要です．一方で，実習指導者は，必ずしも学生の学びについてよく知っているとは限りません．したがって，教員と実習指導者は協働して役割を果たすことが重要です．

　原則として，教員は学生の学習状況と学習内容に責任をもちます．したがって，教員は，学生が体験を適切に言語化し，記録などに表現できているかの評価と指導，学生がかかえる課題や問題点への指導や調整，学習体験を概念化して既習の諸理論と統合するための助言を行います．また，学生の実習目標の達成度を評価し，学生が今後の課題を明らかするための助言を行います．実習指導者は，患者など対象者への看護ケアの内容に責任をもち，学生の看護計画が対象者にとって適切であるかを判断し，学生が安全かつ確実に看護を行えるよう指導や助言を行います．また，学生の学習機会を最大限に広げられるよう情報提供し，看護職としての役割モデルを提示します．これらの役割分担は，実習内容と対象者の状況に応じて修正していくことが重要で，教員が看護場面で直接指導し，役割モデルを提示することもあれば，実習指導者が学習体験を概念化して既習の諸理論と統合するための助言を行うこともあります．個別の対象者の状況に応じて，教員と実習指導者は毎日，打ち合わせを行い，指導上の役割分担を確認していきます．

　中西（1992, pp259-298）は，教員の役割は，①学習問題の発見と個別指導方針の決定，②継続的評価，③目標表現の明確化と指導者への協力要請，④学習環境づくり，⑤学習体験の統合に向けたかかわりであり，実習指導者の役割は，①リソースパーソン，②看護の探求者としての役割モデル，③助言・監督・調整者，④断面的評価者であると示しています（**表2-2**）．教員と実習指導者は各役割を分担するのではなく，その強みをいかして，互いの役割を補うように学生にかかわり，学生の個別的で具体的な経験を，知識として構造化，体系化して統合していきます（**図2-3**）．

> 教員は学生のことをよく知り，実習指導者は医療現場のことをよく
> 知っています．実習では，それぞれが強みをいかして，役割を補い
> ながら学生を指導します．

表2-2　教員と実習指導者の役割（中西, 1992. を参考に作成）

教員の役割	実習指導者の役割
①学習問題の発見と個別指導方針の決定 ・学生のレディネスと目標との間をはかり，学生にとって可能で有効な学習の仕方，指導の仕方を見出す ②継続的評価 ・学生の体験の質を分析的にとらえ，学生の進歩を評価する ③目標表現の明確化と指導者への協力要請 ・第三者がわかるように明確に目標設定をして説明する ④学習環境づくり ・物理的環境を整える ・人的環境として，目標を明確化し病院側指導陣へ協力要請する（学習環境のコントロール） ・スタッフの目標理解への支援と指導要請をする ・学生の目標にあわせて患者選択への助言をする ⑤学習体験の統合に向けたかかわり ・教師が自らのかかわりをつねに検討する ・学生の見えている問題から取り組む ・学生のペースにあわせて論理的思考のための問いかけをする ・思考に沿って実習記録を活用する	①リソースパーソン ・豊富な知識に裏づけられた的確な判断と実践を学生に提供する ・学生のケアによりどれくらい患者が満足でき，学生が目標を達成できたのかを判断し，その結果を教員に提供する ②看護の探求者としての役割モデル ・看護を問い，対象への看護を探求していく姿を示す ③助言・監督・調整者 ・臨床という雑多な学習環境のなかで，実習目標が達成できるように的確な助言，調整を行う ④断面的評価者 ・その場の状況（看護場面）における評価を行う

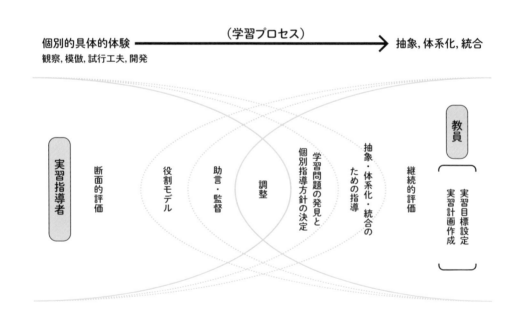

図2-3　臨床での学習における病院指導者，教員のかかわり（中西, 1992. p298. を参考に作成）

5. 看護学実習の指導の実際

1）実習指導案の作成

　実習では，予定どおり，予想どおりには学習が進まないことを前に述べました．しかし，そのような不確定な状況で指導するからこそ，講義や演習の学習指導案と同じように，実習指導案をあらかじめ準備しておく必要があります．

　実習指導案は，学生にとっては実習の目的・目標に向けて効果的に学習するのに役立ち，教員にとっては一貫した教育的意図をもって指導するのに役立ちます．また，実習指導案にもとづいて指導することで，看護の対象者の反応，学生の学習効果などをもとに，指導を評価できるようになります．実習指導案を作成する過程では，教員の看護観や教育観が問われますから，教員自身が専門性を深め，成長することにもつながります．

　実習指導案はあくまで指導のガイドであり，実際の場面ではそのとおりには進まないことに注意して活用することが重要です．

　実習指導案があると，学生は効果的に学習でき，教員は一貫性をもって指導でき，また指導を評価しやすくなります．

2）実習指導案の特徴

　実習指導案は，実習グループという小グループと学生個人を対象とします．実習グループに対しては，その日，その時期に期待する学習と，そのための指導を想定します．また，個人の学習内容に対して，どのように個別的・具体的指導を行うかということを考慮します．

　実習指導案は，実習環境にある特殊で複雑な要素も含めて作成されます．たとえば，学生が受け持つ患者の状態は日々変化しますから，そのような変化が起こることを考慮した指導案になっている必要があります．

　また，週単位の指導計画（週案）と1日単位の指導計画（日案）など，期間を設定して作成することも特徴です．

　実習指導案は，小グループと個人を対象とすること，実習環境には特殊で複雑な要素があることをふまえて作成されます．

3）実習指導案の実際

（1）週単位の指導計画（週案）

　週案では，担当する実習の指導目標の指導順序を考えて具体化し，週ごとの指導目標，主要な指導内容を示します．受け持ち患者の状況や実習病棟の特徴，スケジュールなどを考慮する必要があります．週案の例を**図2-4, 5**に示します．

（2）1日単位の指導計画（日案）

　日案は，指導目標，指導内容，指導場面や指導方法，時間配分，指導上の留意点などで構成されますが，決まった形式はなく，各教員が使いやすいよう工夫されています．週案の指導目標からその日全体を通して到達させたい目標を考え，その日に指導する内容を検討し，具体的に示します．講義の授業案と同様に，教材観，学生観，指導観を考慮し，効果的な指導方法を考えます．

　1日の実習指導が終わったら，指導案が適切であったかを評価し，翌日の日案を計画します．日案の評価と週案の指導目標との関係，週案の評価と実習の指導目標との適切性をつねに意識しておくことが重要です．日案の例を**図2-6**に示します．

> 実習の指導目標,週案の指導目標と指導内容,日案の構成要素と日々の評価，それらのつながりを意識することが重要です．

4）実習指導で求められる教員の能力

　実習指導で求められる教員の能力は，どのようなものでしょうか．津布楽（1987）は，教員の教育力を「資質能力」という観点からとらえ，専門的能力として「教える教科についての知識」「対象の成長発達についての知識理解」「教育内容の編成能力と指導技術」をあげています．そこから考えると，看護学実習で求められる教員の能力は，「看護学に関する専門的知識・技術」「学生の理解」「実習における教育内容の編成能力と指導技術」といえそうです．

　「看護学に関する専門的知識・技術」は，その実習に関係する専門的知識・技術であるので，当然，教員はそのことを理解しておく必要があります．次に，「実習における教育内容の編成能力と指導技術」は，患者の状態が変化し続けている実習の場面で，教材となる教育内容をどのように把握し，発問や説明などの教育技術をいかに駆使しながら学生の学習を支援するかという能力を意味します．

　教材とは「一定の教育目標を達成するために選ばれた具体的な文化的素材のこと」（安彦, 1993, p348）ですが，実習では，患者・クライエントが提示した反応や現象，また，看護職者が患者・クライエントに提供する看護実践などが教材となります．教員は，実習目標と照らしあわせて，学生

が実習で経験しうる看護現象のなかから，看護学の基礎的知識，概念，理論などの教材を選定し，構成して，学生に提供しなければなりません．知識・技術だけでなく，倫理的な観点や看護に向かう姿勢，看護の場面で生じた学生の思いなど，さまざまな事柄が教材になるため，「看護学に関する専門的知識・技術」のそれぞれが教員のなかで明確に結びついていることが重要です．

　それから，「学生の理解」ができていないと，学生の状況に適切な形で教育内容を編成できないので，どんなに「看護学に関する専門的知識・技術」や「実習における教育内容の編成能力と指導技術」の能力が高くても，よい指導はできません．教員は学生の話をよく聞きながら，彼らが真に困っていること，わからないことを探ることから指導を始める必要があります．

　現在，実習指導は教員一人で行うのではなく，チームで行うという考え方が浸透してきています．そのため，教員間のコミュニケーション力や調整力なども求められています．

実習指導で求められる教員の能力は，①看護学に関する専門的知識・技術，②学生の理解，③実習における教育内容の編成能力と指導技術です．

●文献

・安彦忠彦(1993):教材.「現代学校教育大事典②」.奥田真丈,河野重男監修,ぎょうせい.
・看護行政研究会編(2023):看護六法 令和5年度版.新日本法規.
・杉森みど里,舟島なをみ(2004):看護教育学.第4版,医学書院
・津布楽喜代治(1987):求められる教師像 資質能力論.日本教育行政学会年報,13:9-23.
・中西睦子(1992):臨床看護論.ゆみる出版.
・波多野梗子(1976):看護教育論 基礎教育の理念と展開.医学書院.

実習名：基礎看護学実習（1年次）

指導目標：
1) 対象者に積極的な関心をもつ
2) 対象者と自分との相互作用に気づき，対象者の身になって感じ，考える
3) 対象者を，社会生活を営む存在であるという視点からとらえる
4) 病気になったことによって，対象者の心身状況，日常生活にもたらされた影響を理解する
5) 既習の知識・技術を用いて対象者の健康に資するよう援助する
6) 対象者のもつ力をいかすように援助する
7) 行った看護を記録し吟味する

指導の方針：
・臨床の場面において看護ケアを必要としている人びととの直接的なかかわりを通して，それぞれの人びとが必要としている
　ニーズを理解し，既習の知識・技術を活用しながら基本的な看護援助の方法を学ぶことがねらいである
・本実習は見学実習を終えて，はじめての実習であり，過度に緊張することなく，臨床の状況に早く適応できるよう指導する
　ことが重要である
・本実習では，今後の実習での学び方を獲得することもねらいとしたい

指導計画：

月日	学習目標（指導目標）	指導上の留意点	おもな実習予定	備考
X/1（月）	1. 病棟の概要を知る 2. 援助場面，情報収集を通じて受け持ち患者と知りあう	・受け持ち患者を把握する ・学生の特徴を把握する ・学生の緊張度を把握し助言する	8:30〜 ・病棟オリエンテーション ・患者決定・紹介 ・援助場面への参加 15:00〜 ・カンファレンス	
X/2（火）	1. 看護実践を通じて患者の体験を感じ考える 2. 受け持ち患者に起こっている健康上の問題から生活行動の変化を知る	・学生の特徴を把握する ・学生と受け持ち患者のコミュニケーションの状況，関係性を把握し助言する	8:30〜 ・行動計画発表 ・援助場面への参加 15:00〜 ・カンファレンス	
X/3（水）	自己学習		自己学習	
X/4（木）	1. 看護実践を通じて受け持ち患者が必要としているニードを知る 2. 受け持ち患者に起こっている健康上の問題から生活行動の変化を知る	・受け持ち患者との関係性に関する学生の認識を把握し助言する ・受け持ち患者のニードに対する学生の認識を把握し助言する	8:30〜 ・行動計画発表 ・援助場面への参加 15:00〜 ・カンファレンス	
X/5（金）	1. 患者が援助を必要とするニードに則した援助を計画する 2. 患者のもつ力をいかした援助を実践する	・受け持ち患者のニードに対する学生の認識を把握し助言する ・具体的な援助について学生の考えを把握し助言する	8:30〜 ・行動計画発表 ・看護ケアの実施 15:00〜 ・カンファレンス	
X/8（月）	1. 患者が援助を必要とするニードに則した援助を計画する 2. 患者のもつ力をいかした援助を実践する	・受け持ち患者のニードに対する学生の認識を把握し助言する ・具体的な援助について学生の考えを把握し助言する	8:30〜 ・行動計画発表 ・看護ケアの実施 15:00〜 ・カンファレンス	
X/9（火）	1. 患者のもつ力をいかした援助を実践する 2. アドバイスにより自分の行った看護を評価し，修正できる	・受け持ち患者の状況にあわせた援助計画について把握し助言する ・行った看護の評価に対する認識を把握し助言する	8:30〜 ・行動計画発表 ・看護ケアの実施 15:00〜 ・カンファレンス	
X/10（水）	自己学習		自己学習	
X/11（木）	1. 患者のもつ力をいかした援助を実践する 2. アドバイスにより自分の行った看護を評価し，修正できる	・行った看護の評価に対する認識を把握し助言する ・評価にもとづいた計画の修正に対する認識を把握し助言する	8:30〜 ・行動計画発表 ・看護ケアの実施 13:00〜 ・体験発表会	
X/12（金）	1. 実習の自己評価を行い，自己の課題を明確にできる		面接	

図2-4　実習指導案の例（週案1）

実習名：成人看護学実習（慢性期の看護）

指導目標：省略

指導の方針：

・成人期にある人が慢性疾患に罹患したときの身体的・精神的・社会的影響を理解すること，患者や家族が意欲を失うことなく疾病と共有して生活に適応できるよう支援することの重要性を理解し，基本的な援助，指導技術を習得させることがねらいである

・本実習では，いままでの実習での学びをふまえて，看護過程の一連のプロセスを学習する．効率的に学習できるよう，目標を3週間にわたり段階別に分け，既習内容をいかしながら本実習の目標が達成できるよう計画した

・学生の発達段階を考慮し，看護チームと他医療チームが連携する重要性に気づけるよう，また，リーダーシップをとれるよう，学生個々に司会などの役割をとらせることにした．それから，患者指導などは，病棟で実際の場面を見学したり，デモンストレーションなどを行ったりして，効果的に学習できるよう指導方法を考えた

指導計画：

	学習目標（指導目標）	指導上の留意点		ポイント指導
1週目	1. 病棟の特殊性や受け持ち患者の生活の場を理解できる 2. 受け持ち患者の全体像を把握できる 3. 受け持ち患者の個別性をとらえ，看護上の問題を明確にできる 4. 病棟の計画にもとづいて受け持ち患者の日常生活を援助できる 5. 学生カンファレンスに積極的に参加できる	＊情報収集に関して ・面接や記録物から得られた患者の情報を一般的特徴と比較しながら情報収集できるよう指導する ・症状や治療について既習内容を確認し，患者の実態と結びつけて考えられるようにする ＊問題抽出は個別指導	月	オリエンテーション時同行，指導
			火	学生A，Dの食事援助に関する指導，学生B，C，E，Fの生活援助に関する指導
			水	自己学習．血糖測定，採血の学内演習
			木	学生全員の情報収集時の個別指導
			金	学生全員の問題点抽出への指導
2週目	1. 受け持ち患者の個別性をとらえた看護計画を立案できる 2. 立案した計画にもとづき，優先順位を考慮しながら援助できる 3. 看護チームの一員としての自覚を深め，記録・報告ができる 4. 学生カンファレンスを自主的に運営できる	＊看護計画の立案 ・患者の実態に対して援助が適切かどうかを見極め，個別に指導する ＊援助の実施 ・援助場面を観察し，必要に応じて学生とともに実施する ・患者の反応を確認する必要性を指導する	月	
			火	
			水	
			木	
			金	
3週目	1. 立案した計画にもとづき，優先順位を考慮しながら，援助できる 2. 継続看護の必要性を理解できる 3. 援助の結果を評価し，必要に応じて計画を修正できる 4. 受け持ち患者を通して，他医療チームとの連携や，社会資源活用の必要性を理解できる 5. 自分が経験していない学習内容や，不足している学習内容を自主的に計画に組み入れて実施できる 6. 3週間の実習を自己評価し，学びを振り返ることができる 7. 自己の看護に対する考えを深め，今後の課題を明らかにできる	＊援助の実施 ・自己管理の指導では，家族からの情報をいかす必要性を確認する ・患者指導では，実施前に病棟で実際の場面を見学する ＊評価 ・はじめての自己評価となるので，目標達成度の判断に対して適宜助言する ＊計画の修正 ・なぜ修正が必要なのかを振り返るよう支援する	月	
			火	
			水	
			木	
			金	

図2-5　実習指導案の例（週案2）

指導計画：

学生氏名　日赤花子	受け持ち患者名　S・Kさん
20XX 年 X 月 Y 日第3日目	60代女性，変形性股関節症 人工股関節全置換術予定（明後日）

| [前日までの学生状況]
緊張して患者のところに行くことがやっとであったが，少しずつ話を聞けるようになっている．情報収集はまだ不十分である．手術を受けることに不安があると決めつけて考えている傾向があるようにも思われる．変形性股関節症および人工股関節全置換術については学習しているが，看護の観察ポイントや留意すべき点と関連させて説明できるまでには至っていない． | [前日までの患者状況]
手術目的にて入院．杖歩行をしており，かなりの跛行がみられる．10年前に寛骨臼回転骨切り術を受けていて，今回が2回目の手術である．痛みが強いので，手術で早く痛みが取れて歩けるようになりたいと話す．学生に対しても，これまでの症状や生活の状況などを話してくれ，人柄も温厚である． |

[本日の実習指導目標]
1) 受け持ち患者が自己の疾患をどのようにとらえ，その治療をどのように受け止めているかを把握できるよう指導する
2) 変形性股関節症および人工股関節全置換術について理解できるよう指導する

指導目標	指導内容	指導方法・留意点	評価の方法
1)	①疾患や治療に対する患者の理解 ②疾患や治療に対する患者の反応	①学生が左記について本日の実習目標にどのように取り入れているかを確認する ②学生が上記について具体的にどのような方法で情報収集するのかを確認する ③患者と話している場面を観察する ④学生がどのような事実を把握し，それをどのように考えたかを確認する	①疾患や治療に対する患者の理解や反応をとらえることの重要性に気づいているか ②そのための具体的な方法を考えているか ③実際に学生が情報収集した内容は的確か ④情報収集した内容からアセスメントした事柄は妥当か
2)	①	①	①
本日の指導評価			
明日以降の指導 への課題			

図2-6　実習指導案（日案）

Chapter 3 教えること と 学ぶこと

　みなさんにとって，"教えること"と"学ぶこと"とはどのようなものですか？

　私たちの日常生活では，"教えること"と"学ぶこと"は隣りあわせです．たとえば，弟さんや妹さんがいる人は，勉強や遊びを教えたことがあるでしょう．逆に，お兄さんやお姉さんから学んだ人もいるでしょう．また，アルバイトやサークル活動をしている人は，先輩が後輩に教える場面や，後輩が先輩から学ぶ場面があるのではないでしょうか．

　このように，"教えること"と"学ぶこと"は私たちの生活に密着しています．それにもかかわらず，その特徴をじっくり考える機会は少ないかもしれません．

1. 教えること と 学ぶこと について考える意味

　みなさんが看護師として働きはじめて数年すると，アルバイトやサークル活動と同じように，後輩や看護学生を指導する役割を担うことがあります．そのとき，「なんだかうまく教えられない……」と悩むこともあるようです．また，「私は一生懸命教えているけれど，新人・学生は本当に学べているのだろうか？」と不安になることもあるようです．

　"教えること"と"学ぶこと"は，後輩や学生の指導をはじめ，教育方法全般の基盤になるものです．学生のみなさんは自身の学びを振り返りながら，また，教えた経験がある人はその経験も振り返りながら，"教えること"と"学ぶこと"をあらためて考えて，自身がよりよく学ぶ方法や，教える立場になったときに役に立つ考え方や方法をここで知っていきましょう．

　"教えること"と"学ぶこと"の理解は，教育について考えるときの基盤となります．

2. 教えること と 学ぶこと の関係

　これまで学んできた経験から，皆さんは“教えること”と“学ぶこと”にはどのような関係があると考えますか？　“教える”とは，学習者が“学ぶ”という出来事を，教育者がつくり出すことであると説明されています（吉田，1985）.

　図3-1を見てください．この図の左側の，教育の主体（教育者）を手で隠してみてください．教育者がいなくても，学習者だけで「学習」が成立しています．次に，右側の教育の客体（被教育者，学習者）を隠してみるとどうでしょうか？　学習者がいないと，「教育」はもちろん，「学習」も成立しなくなりますね．“教える”ということは，学ぶ人がいてこそ成立するものであって，教える側が，まずそのことを意識することが大事です．

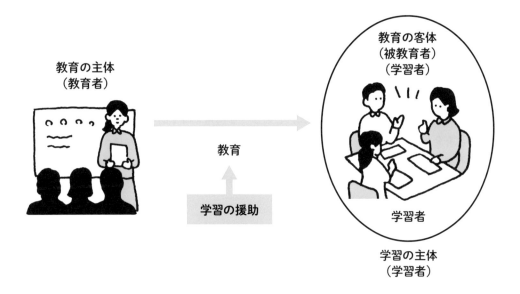

図3-1　“教えること”と“学ぶこと”の関係

　そもそも「教育」という言葉は教育者を主体に考えられていて，この場合，“教えること”は“学ぶこと”に直結しています．一方，学習者を主体に考えると，学びは個々のなかに生じているため，必ずしも“教えること”と“学ぶこと”は直結しません．ここから何が考えられるかというと，教育者が教えたいと思っていることを，必ずしもそのまま学習者が学ぶとはいえないということです．

　この考えをもとに，“学ぶこと”と“教えること”についてさらに考えていきます．

> 学習者を主体に考えると，“教えること”と“学ぶこと”は直結しません．教育者が教えたいことを，必ずしもそのまま学習者が学ぶとはかぎらないのです．

3. 学ぶこととは

1)"学ぶ"の概念

(1)真似ることからスタートしていく

　"学ぶ"を辞書で調べてみると,「教えを受けたり見習ったりして,知識や技芸を身につける.習得する」と説明されています.そして,「まねぶ(真似ぶ)と学びは同じ語源である」とされています.つまり,何かを身につける過程では,最初から自分なりの知識や方法を獲得するのではなく,教える人から伝達された知識や方法をまずは真似て,そのまま身につけていくことも,学びとしては立派なことなのです.自分なりの方法や考え方を編み出すこともももちろん大事ですが,最初から"自分なり"というのは案外難しいものです.

　私たちが言葉を話せるようになったのも,母親や父親の声を聞き,そして口の動きを見て真似してみるところからスタートしています.看護学教育の場面で考えてみましょう.たとえば看護学実習において,受け持ち患者さんの全体像をとらえるときのことです.そのとき,実習指導者が受け持ち患者さんをどのような視点からとらえ,どのような情報を得ているのか,そして,どのようなアセスメントをしているのか,その思考を知り,まずはそのとおりに,またはそれに近い方法で取り組んでみながら,患者さんのとらえ方がわかってくるという経験をしたことはないでしょうか.このように真似てみて,実践してみることで,自分なりの方法がつくり出されていきます.

(2)学びは幅がひろい

　みなさんは"学び"という言葉からどういったことをイメージしたでしょうか.「勉強すること」と答える人もいるかもしれません.では,学びイコール勉強なのでしょうか? "学び"に関する定義を見ていきましょう.

- ・言葉を覚えたり,生活習慣を身につけたり,学校でいろいろな科目を勉強したり,スポーツや技術を習得したりすることなどは,すべて学習という概念に含めることができる
- ・英語のlearningという語は,インド・ヨーロッパのleis-という語源からさまざまに変化してできたものといわれ,それは轍(わだち),軌道という意味をもっている.轍は痕跡を残し,軌道は動きを容易にさせ,それは学習の特徴をよく表している.一般的に学習を定義してみると,一定場面でのある経験が,その後同一または類似の場面でのその個体の行動もしくは行動の可能性に変容をもたらすことといえる

　"学び"は必ずしも勉強だけではなく,生活習慣を身につけることや言葉を覚えることも含むことがわかります.また,上の定義にもあるように"学び"には変容がともないます.ある時点から別のある時点のその人の行動を見たときに変容がみられたら,そこには学びが存在しているといえ

ます．そして，変容では何かを身につけたり，習得したりするわけですから，学びによって成長がもたらされるのです．

> 真似ることも"学び"のひとつで，勉強だけでなく，生活習慣を身につけることや言葉を覚えることも含まれます，"学び"には変容がともない，それによって成長がもたらされます．

2）さまざまな学び

"学ぶ"という活動が生じる理由や，その方法も実に多様です．ここでは，さまざまな種類の"学び"をみていきます（稲垣ら，1994）．

● 現実的必要性による学び

現実的必要性による学びとは，学ぶ人が生活していくうえで必要であるため学ぶもので，学び手自身が自己の現実問題に対応するうえで不可欠だと実感して起こるものです．

たとえば，料理経験の少ない人がいたとします．その人は一人暮らしを始めましたが，健康を考えると外食を続けるよりも自分で作ったほうがよいことに気づきました．そこで，動画を見たり，料理上手な友人にコツを聞いたりしながら，自分好みの料理を作れるようになりました．これはまさに現実的必要性から生じた学びです．

看護学実習でもこのような経験はないでしょうか？　講義ではいまいち現実味がなく学びが進まなかったことでも，受け持ち患者さんを理解してケアするためには疾患やケアの方法を理解しておく必要性を感じたことから学びが進んだというようなことです．このような学びも現実的必要性による学びです．

● 知的好奇心による学び

知的好奇心による学びとは，「もっと知りたい（わかりたい，できるようになりたい）」という思いや，「どうしてこうなるのだろう？」といった驚きや困惑を出発点とするものです．

たとえば，小さい頃にテレビで恐竜を観たことをきっかけに「恐竜はどうやって暮らしていたのだろう？」「何を食べていたのだろう？」と興味がわいてきて，ワクワクしながら博物館に出かけて，恐竜のことをもっと知りたくなった経験などです．

看護でも同じようなことがありますね．「イレウスになると，どうして食事を食べられないのだろう？」と不思議に思ったことを出発点として，消化器の構造や機能を自ら進んで調べはじめたというような経験です．これらは知的好奇心による学びです．そして，イレウスの例のような認知的なものだけではなく，「もっとできるようになりたい」という身体技能に関するものも知的好奇心による学びに含まれます．

●参加することによる学び

参加することによる学びとは，ある環境に身を置き，そこにいる熟達者の行為を観察することや，一緒に過ごすことで，その環境で必要な知識・技術・態度などを学ぶことです．

アルバイトやサークル活動を思い出してみるとよいでしょう．たとえば，喫茶店でアルバイトをするとき，まずは先輩からマニュアルどおりのことを教わるでしょう．しかし，それだけではなく，お客さまが気持ちよく過ごせるように，先輩はお客さまのどのような様子を見て判断して注文を取りに行っているのか，注文の品を運ぶときにどのように声をかけているのかなどを見て，真似てみながら，身につけることがあるかもしれません．その環境そのものに参加しながら新たなことを学んでいるわけです．

看護学実習でもこのような経験はありませんか？ 忙しい実習指導者を呼び止めたいのですが，どうもタイミングを見計らうことができません．そのようなとき，教員はどういうタイミングで実習指導者に声をかけているのか，スタッフ同士はどういう言葉かけや様子でコミュニケーションをとっているのかを観察しながら，ふさわしい態度を身につけていったという経験がみなさんにもあるかもしれません．

●教えられることによる学び

教えられることによる学びとは，教える人が，教えられる人（学習者）に対して「これは知っておく（わかる・できる）ようになる必要がある」というように，教える内容を体系的に教えることで，教えられる人が知識や技術を獲得していくような学びです．

学校の授業や入職後の研修などはこのような学びにあたるでしょう．たとえば教員は，計15回の授業の進め方をシラバスに示したり，どのような教材を使って学習者に説明し，体験してもらうのか計画を練ったりします．学習者はその計画をもとに学びを進めていき，いろいろなことを体系的に知ったり，わかったりするような学びです．

これらの学びは1つ目にあげた現実的必要性からはじまるという順序性を示したものではありませんが，知的好奇心，参加すること，教えられることによる学びになるほど，教える人の存在が見えてくるという特徴があります．つまり，教える人が存在しなくても学びは生じ，成立することがわかります．

"学び"にはさまざまな形式がありますが，現実的必要性による学び，知的好奇心による学び，参加することによる学び，教えられることによる学びの4つをおさえておきましょう．

3) 教える との関係からみた 学び

"学ぶこと"はつねに意識されているのでしょうか. "教えること"との関係からみていきます.

●教育者がいなくても学びは進むが, 教える機会は存在しているタイプの学び

　学生の白鳥さんは, 臨地実習で桜井さんという慢性腎不全の患者さんを受け持った. 桜井さんは78歳の男性で, 認知機能の低下もあり, 説明してもすぐに忘れてしまうことがあった. 一人暮らしの桜井さんの退院に向けて, 白鳥さんは食事指導を行う必要性を考え, ケアに組み込もうとした. ところが, 認知機能が低下している方への説明の仕方や, 桜井さんの病態とこれまでの生活状況をあわせて考えると, どのような内容を指導すれば効果的なのかわからなかった. そこで, 図書館で調べながら学習を進めていたが行き詰まってしまい, 教員に相談しに行った.

　白鳥さんは, 認知機能が低下している患者さんへの指導がわからないため, その内容や方法を学びたいと考え, 意図的に学ぼうとしています. つまり, 学んでいることとその内容自体も意識されています.

　このようなとき, 必ずしも教える人がいなくても学びは可能ですが, 教える機会も存在しています. 白鳥さんは自分で学習を進めていましたが, 行き詰まって, 教員に相談しに行きました. 教員はこのとき, 白鳥さんが何をどのように学んでいて, 何がわからないのかを一緒に整理したり確認したりしながら, 不足部分を教え, 自己学習がさらに進むようにかかわります.

　この場合の"学ぶこと"と"教えること"の関係として, 次のようなことがあります.

・学ぶことと教えることの関係は直接的である
・学ぶことが先行し, 教えることが継続する関係にあるが, 両者間に時間的な隔たりはない
・機会があれば教えることは可能になり, また, 学習者の状況にあわせて体系化させて教えることもある

●教育者が学習する状況を準備設定するタイプの学び

　学部3年生の看護学生が必修科目の「看護教育学」を学ぶときを考えます.

　学生のなかには, いつか自分も後輩や学生を教えることがあるかもしれない, ということを想定(期待)して授業を受ける人もいるかもしれませんが, 教える立場になることを意識していない人や, 関心がない人もいるでしょう. 後者のような人は, 授業から学びたい内容が明確でない場合もあるでしょう. しかし, 授業に参加するなかで, 興味深い話を聞いたり, 学ぼうとは思っていなかった内容を学んだりすることで関心が高まり, その後の学びにつながる可能性もあります.

　この場合, 教員が, 学生の興味をひき, 関心が高まるような授業の構成にしたり, 事例を紹介したりすることを通して, 授業という枠のなかに学習者を導き入れ, 学習する動機を喚起していきます.

　この場合の"学ぶこと"と"教えること"の関係として, 次のようなことがあります.

- 学ぶことと教えることの関係が直接的である
- 教えることが先行し，学ぶことがその後に続くという前後関係をもつ．しかし，必ずしも学ぶことが継続するとはかぎらない
- 教えることが学ぶことに対して計画的で組織的なものになる

ここからもわかるように，教えることですべての人に学ぶという行為が生じるわけではなく，興味や関心が高まる場合や必要性を感じた場合に，学びが成立していきます．

●学習者は意識していないものの，学ぶことが教えることよりも先行するタイプの学び

　学生の浜岡さんははじめての実習で，30歳女性の牧本さんという乳がん患者を受け持った．牧本さんは切除術を受け，退院が近い患者さんだった．牧本さんには，夫と1歳になるこどもがいた．牧本さんは浜岡さんに，再発の不安や心配ごとをたくさん話してくださった．ところが，浜岡さんは「こうやって毎日お話を聞いているだけでいいのだろうか？　私は何も看護をしていない」と悩み，カンファレンスでその気持ちを打ち明けた．すると，同級生から「牧本さんは，不安な気持ちを浜岡さんに聞いてほしいんじゃないかな．私も不安を聞いてもらうだけで安心して，自分の気持ちを整理できることがある」という意見が出された．その後，浜岡さんは思いをめぐらせ，徐々に自分のかかわりに意味を見出していった．

　この事例のような経験が皆さんにもあるのではないでしょうか．目の前のことに必死になっているにもかかわらず成果が出ずに，「何もできている気がしない」と感じるような経験です．しかし，その状況を客観的に見ると，実は結果的に，あることを体験として学び，実践できているのです．それゆえ，学習者本人が「できている気がしない」などと悩んでいることは，周囲の人には見えないのです．教育者にも見えないことがあります．そのため，学習者へ適切な助言や指導ができなかったり，教えることと学ぶことに時間的な隔たりが生じたりします．さらに，教育者が学習者の困りごとに気づかないまま，教える機会がなくなってしまうこともあります．

　この事例でも，浜岡さんはすでに実践として「傾聴」という行為をできていたように，学習者本人がそれを学びと自覚できていなくても学びが成立していることは多々あるのです．

> "教えること"との関係から，"学ぶこと"にはさまざまな形があります．また，学習者本人が学びと意識していない学びも多々あります．

4. 教えることとは

1）"教える"の概念

　教える（教育）は英語でeducationと表現されますが，語源はラテン語のeducareといわれ，「外へ」という意味をもつ接頭語e-と，「引く」という意味をもつ動詞ducareとの合成語であるといわれています．つまり，"教える"とは「（学習者の内側にある）能力を外に引き出す」という意味をもつと解釈されてきたのです．いわゆる"開発の教育"といわれるものです．

　異なる視点からの説明もあります．梅根（1974）は，「教育とは人間が他の人間に働きかけて，その人間のあり方，つまり行動のしかたや考え方，感じ方などを，働きかける人の望むとおりのそれに育ててゆく，あるいは変えてゆくための自覚的ないとなみ」と説明しています．この説明からは，教育者が望む姿になってもらうために意図的に学習者に働きかけることが教育であると解釈することができます．

　どちらの解釈も教育には不可欠ですが，本質は「教える人が学ぶことに働きかけること」であり，それは学習者の能力に働きかけるものであるということです．ですから，教える人は，学習者の能力を信じて引き出し，こういう人になってほしいという願いとともに相手に働きかけて育てていくことが，"教える"ことそのものといえるのです．

> 教育は，学習者の能力を外に引き出すこと，学習者を教育者の望ましい姿に導くこととして解釈され，そのどちらも不可欠です．

2）教育による学習者の経験の再組織化

　学習者は日々さまざまな経験をしていますが，それらが関連づけられていないことが多々あります．これは知識を学ぶときにも同じことがいえます．

　Dewey（1928）は「教育とは，経験の意味を増し，その後の経験の進路を導く能力を高めるところの経験の改造，または再組織である」と述べていますが，教育とは学習者の経験を連続的に再構成して一定の方向性を与え，より高次な経験へと改変していくことといえそうです．より教育的な経験とは，その経験のもつ意味が増加して，その後に続いていく経験の方向性を導くようなものであると考えることができます．

　教育により経験が再構成される前は，学習者のこれまでの経験と今回の経験との関係が意味づけられておらず，学習者が実際に行ったことと，そこでその人のなかに生じた感情や思考とが一体化していません．一方，経験が再構成されるようなかかわりがあった場合には，今回の経験がこれまでの経験に結びついて何らかの意味をもち，今後の経験にも影響を与えたり，学習者が実際に行っ

たことと本人のなかに生じた感情と思考とが一体化したりします.

次の事例は看護とは関係ありませんが,経験の再構成への理解を深めるために考えてみましょう.

小学生のみち子さんは料理がとても好きで,いつもお母さんが食事の支度をしているのを楽しそうに見ていました.みち子さんのお母さんの実家は東北で,時期になるとミョウガがいっぱい送られてきましたが,一度にたくさんのミョウガは食べ切れないので,いつも酢漬けを作っていました.作った甘酢に,さっと湯がいたミョウガを入れると,パーッと綺麗なピンク色になります.みち子さんはそれを見るのが好きでしたが,「どうして,色が変わっちゃうんだろう?」といつも不思議に思っていました.

あるとき,理科の授業で,みち子さんは酸性とアルカリ性を習い,リトマス試験紙を使って,溶液が酸性かアルカリ性かを調べる実験をしました.そして,先生から「みなさんが食べている食べ物には,お酢をかけると色が変わるものがあります.少し難しいですが,アントシアニンという物質を含んでいると,酸性と反応してピンク色になるんですよ.とても面白いですね.黒豆とかミョウガもこの一種ですよ」という話がありました.これを聞いたみち子さんは「そうなんだ! いつもピンクになるのはなんでだろう? って思っていたけど,あれはお酢の中に入れていたからなんだ!」と思いました.そして,家に帰って「お母さん,他にはどんな食べ物がお酢でピンクになるんだろうね! 夏休みの自由研究で調べてみたい!」とわくわくしながら話しました.

みち子さんは,ミョウガを甘酢に漬けると綺麗なピンク色になるということをお手伝いをとおして知っていましたが,どうして色が変わるのかはわからずにいました.経験はしていますが,バラバラなものとして位置づいています.ところが,理科の授業で酸性とアルカリ性を習ったことでこれまでの経験がそれとつながって,「だから色が変わるんだ!」と感情を動かされるとともに,他にも調べてみたいという探求心が芽生えています.

看護の学びにおいても同様のことが多々あると思います.教える側に立ったとき,教育者として自分が教えたいことを教えることも大事なことですが,学習者がこれまでどのような経験をしているのか,それらの経験をもとにより深く知識を身につけたり,新たな興味関心を呼びさましたりするには,教育者としてどのようなかかわりが必要なのかを吟味することも大事な視点になります.

学習したことが,それまで経験したこととつながると,経験が再組織化されます.それによって,知識が深まったり,新たな関心が高まったりすることがあります.

5. 教える立場になったときに意識したいこと

　教える立場になったら，「学習者を支援する」ことを意識して，相手を知る，知ろうとすることからはじめてみることが大事です．もちろん，教育というのは，教育者が学習者に望む姿になってもらうために意図的に働きかけることでもありますから，教えたいことを明確にし，その目標に向かってどのような道筋で進んでいくのか，つまり何をどのように教えるかも重要です．しかし，"教える"というのは学習者がいないと成立しない活動であることを思い出してみると，目標に向かっていくときに，学習者がどういう状態なのかを置き去りにはできません．そういう意味で，学習者の理解が必要不可欠なのです．

　また，教える自分が伝えた（教えた）ことのすべてが相手に伝わっている（学んだ）とはいえないことを理解してかかわることも大事です．学習者は，教えられたことを，これまでの経験や知識とつなぎあわせて自分のなかに取り入れていきます．学習者によって，経験や知識が異なるのは容易に想像できますし，学習者である自分を考えてみても，同じ授業を受けている友人と理解度が違うことが体験的にわかると思います．ですから，教える側になったとき，自分が教えたことを，教えたように学習者が学べていないとしたら，学ぶ側を責めるのではなく，「学び手はそのように理解したんだな」と学習者のことを理解し，それをふまえて何をどのように教えていくとよいのかを考え直し，新たな教育方法を見出していくことが重要です．

　こう考えてみると，教育者は教えることをとおして学習者の反応から学んだり，教える前には教える内容を学んだりと，"教えること"には"学ぶ"という行動が必ずついてきます．このような学びがあってこそ，よりよい"教える"になることを理解し，教える立場として学習者にかかわりたいものです．

> 学習者の知識や経験はさまざまで，それによって理解の仕方もさまざまです．学習者の反応から教育者としての学びを得て，よりよい"教える"につなげましょう．

● 文献

・Dewey J(1928)/市村尚久訳(2004)：経験と教育．講談社学術文庫．
・稲垣佳世子，波多野誼余夫(1989)：人はいかに学ぶか．中央公論新社．
・梅根悟(1984)：教育の話．ほるぷ出版．
・吉田章弘(1985)：教えるということ．「教育の原理Ⅱ」．稲垣忠彦，他編，東京大学出版会．

Chapter 4 学習者の理解

みなさんのような学生の多くは, 青年期という発達段階にあります. 青年期は, 自分のことや将来のことで思い悩むことが多く, また, 素直になりにくい時期でもあります. そのような青年期にある学習者に, 教育者はどのようにかかわればよいでしょうか.

ここでは, 心理学の考え方のひとつである"動機づけ"を紹介します.

1. 発達の理解

よりよい教育活動を行うためには, 学習者の発達について理解することも重要です. 発達 (development) は, 「受胎 (受精) から死に至るまでの変化」をさします. この変化には2つの側面があり, 1つは量的な変化で, このうち量的増大を成長 (growth), 量的減少を衰退といいます. もう1つは質的な変化 (分化と統合) です.

人の一生から発達をみたとき,

胎生期→新生児期→乳児期→幼児期→児童期→青年期→壮年期→老年期

という大きな流れを歩んでいきます. 人は一生学びを継続していきますが, 看護教育を考えていくときに, 看護基礎教育で学ぶ学生の多くが青年期であることをふまえると, 青年期の発達の理解が不可欠です. また, 看護継続教育の看護教育を考えていくときには, 後に「4. 成人学習理論」でとりあげる学習者の特徴が役に立つでしょう.

青年期には, 次のような特徴があります (梅本, 1978). 青年期は自己同一性 (identity) を確立する時期で, こどもとおとなのはざまにあり, 「自分とは何者か」「今後どうしたらよいのか (どうしたいのか)」などと悩みながら不安定さも増していきます. そのため, 看護の学びを始めたものの, 主体的に学びを進めていくことに迷い, 誰かに支援を求めたいのに, こどものように素直に助けを求めることが難しくなるなどします.

そのようなとき, 教育者はどのように学習者にかかわっていけそうか, 動機づけを中心に考えてみます.

2. 学習意欲と動機づけ

　こどもは，何にでも興味をもちやすいものです．しかし，「教える-学ぶ」という教育の場面では，必ずしも「知りたい」「学びたい」「できるようになりたい」とならないのは，なぜでしょう．

　教える側は，学習者が意気揚々と学ぶ姿を期待し，意欲がわくような教え方をしようと授業を工夫しますが，当の学習者は，懸命に学ぶ場合もあれば，まったく意欲を示さない場合もあります．学習者の主体的な学びを支える心理的エネルギーについても考えていきましょう．

1) 学習意欲とは

　心理学では，「心理的エネルギー」と「方向性」「働き」について，動機づけとして研究を重ねてきました．それを学習にあてはめて考えてみるのが，学習意欲，学習に対する動機づけです．

　学習意欲とは，自発的，能動的に学習しようとする欲求や意思のことです．意欲は心理的エネルギーなので，学習が起こるか，持続するかは，エネルギーの大小に影響を受けます．たとえば，すごくやる気が出る授業と，それほどやる気が出ない授業がありますね．これは学習意欲の量の側面といえます．

　また，意欲には，何をめざすのかという方向性があります．たとえば，実習に取り組むとき，学校のカリキュラムで決まっていて単位を取らなければならないという場合と，最終学年になって看護師として働きはじめるのを目前にして，これまでできなかった看護ケアや患者さんとのかかわりをもっと体験しておきたいという場合では，意欲の質が異なるのではないでしょうか．このように学習意欲には質の違いという側面もあります．

　意欲は，そもそも人の学習や成長に対して特定の"働き"をします．人に行動（学び）を起こさせ，それを維持させ，行動（学び）の質を発展させていく働きがあるのです．

> 学習意欲には，量の側面（エネルギー）と質の側面（方向性）があります．

2) 学習意欲を構成している要素

　学習意欲そのものは目にみえるものではありません．「意欲がないようにみえる」「意欲があるようにみえる」というのは，学習者に現れた行動をとおした推測です．しかし，教える側には，学習者の学習意欲を引き起こすこと，その結果を推測することがとても重要です．学習者を理解するひとつの手立てとしての学習意欲を推測するための手がかりとなる要素を**表4-1**に示します．

表4-1 学習意欲を構成している要素

要素	定義
欲求	学習意欲を引き起こす原動力である。この欲求のタイプや強さが，学習意欲に影響する。
興味	ある対象に対して，おもしろくて心がひきつけられること
必要感	学習の必要性を意識すること
要求水準（期待水準）	本人が自分の学習に対し，どの程度のことを期待し，要求しているか，その高さである。
決断力	学習に向かう場合，いろいろな動機（欲求）が起こってきたとき，学習に対する動機を選択し，決定できるかどうか。
忍耐力	我慢強さ。目標達成のためには，他の欲求を抑えられるかどうか，など
持続性（固執性）	始めたことを最後までやり抜く粘り強さ。最後までやり抜く力
自発性	人に言われなくても，自分の意志で自分から進んでする特性。積極性
自主性	他人の助けを借りずに自分でやっていく特性
自己効力感・有能感	ある課題を与えられたときに，その課題を効果的に解決できるという自信，全体的には自分は有能であるという自信

辰野千尋（2009）：学習意欲を高める12の方法. pp15-16, 図書文化.

学習意欲を構成している要素を手がかりに，学習者の意欲を推測することもできます。

3）動機と動機づけ

　動機は「人間がある状況のもとで，その行動を決定する意識的・無意識的な原因。有機体を内から突き動かして，ある行動もしくは目標追求に向ける状態，あるいは態勢」と説明されており，動機づけは「行動を一定の方向に向けて発動させ推進し持続させる過程。目標に到達すると，欲求は解消されるという一連の過程の維持状態」と定義されます。

　動機があるだけでは目標達成することはできず，目標が達成されるまで動機づけが発動し続けることが必要になります（図4-1）。

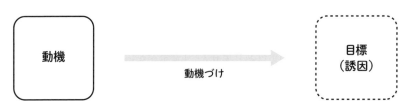

図4-1 動機と動機づけの関係

● 人は何に動機づけられるか

　みなさんもよく知っているマズロー（Maslow AH）の欲求階層説は，学習に限らず，人は何に動機づけられるかを表しています（**図4-2**）．たとえば，睡眠という生理的欲求が満たされていない場合には満たすための行動をとり続け，十分に満たされると睡眠をとりたいという欲求は解消されます．また，高次の欲求を満たすにはまず低次の欲求が満たされる必要があります．

　図4-3のハーズバーグ（Herzberg F）の環境要因論では，動機づけ要因と衛生要因が説明されています．人間ならではの精神的成長を経験できる性質から起こる欲求を刺激する要因を「動機づけ要因」とし，動物生来の環境からの苦痛を回避しようとする性質から起こる欲求を刺激する要因を「衛生要因」としました．

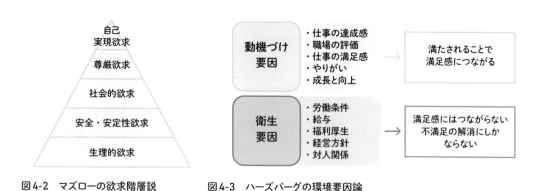

図4-2　マズローの欲求階層説　　　図4-3　ハーズバーグの環境要因論

● 動機づけの種類

　動機づけには，外発的動機づけと内発的動機づけがあります．

　外発的動機づけ（extrinsic motivation）は，学習への動機づけが主として外からの作用による場合であり，たとえば報酬は外的（賞，罰）なものになります．賞の場合も，罰の場合も，「ほめられるため（賞を受ける）」「怒られないため（罰を避ける）」という外からの反応に対して行動をとります．賞の例としては，「よく頑張ったね」と言われたくて勉強する，「テストでいい点を取れたらご褒美に洋服を買ってあげるから」と言われて勉強するなどがあります．罰の例としては，テストで悪い点を取ったためゲームをする時間を制限されることなどがあります．

　内発的動機づけ（intrinsic motivation）は，外からの作用によって行動が起こるのではなく，本人の内側から導かれるものです．学習への動機づけが，学習者自身の要求や動機にもとづいて自発する場合のことで，知的好奇心をはじめ，理解欲求や向上心があげられます（**表4-2**）．具体的には，誰かに言われて学習する，外的な賞罰により学習するものではなく「私がこれを知りたい」「私がこれをやりたい」などのように"私"が主語になるタイプの学習です．

表4-2　内発的動機づけにつながる学習者自身の要求

知的好奇心	新奇なことを求める欲求
理解欲求	知識の関連や物事の原因・理由をわかりたいという欲求
向上心	知識に関しては，知的好奇心や理解欲求と重なるが，運動，音楽，絵画などでの技能的な上達も含む

●学習における内発的動機づけの必要性と，内発的動機づけにつながる外発的動機づけ

　外発的動機づけだけで学習が進むのであればそれでいいのかというと，そうでもありません．どうして内発的動機づけが必要なのかというと，

① 賞罰がなくなったら学習をしなくなる可能性がある
② 外的な賞罰に注意が向けられて，学習そのものに関心がなくなる

という側面があるからです．

　ところが，学習意欲は，つねに内発的動機づけから導かれるものとはいえません．そのため，外発的動機づけを利用して，学習者の内発的動機づけを高めることが，教育的かかわりのひとつとして必要になります．

　次に，その具体的なかかわり方をみていきましょう．

> 動機づけには，外発的動機づけと内発的動機づけがあります．
> 外発的動機づけを利用して，内発的動機づけを高めることも教育的に大切なかかわり方です．

3.　学習意欲を育むかかわり　——動機づける方法

●好奇心・興味の喚起と持続

　好奇心や興味は内発的動機づけの原型になりますから，好奇心・興味をもたせるかかわり，好奇心・興味を持続させるかかわりが必要です．

　たとえば授業を考えてみると，すべての学生が同じような好奇心・興味をもって出席していることはないでしょう．ここでは受動的に生じた好奇心・興味を，持続的，能動的なものへ移行させることが必要になります．そのときには，思考の混乱（「なぜだろう？」「おかしい」「どうしよう……」などの疑問）を引き起こすような，教材や授業の進め方を考えて実践していきます．「ここはどうなっているんだろうね？」「どうしてそう考えたのかな？」「本当にそうかな？」などと質問された学習者には概念的葛藤が起こり，もっと調べてみようと思うことにつながるわけです．

●能力を高める欲求

　人はみずからの能力を高めたいという欲求をもっていますが，努力の結果としてある程度の達成が得られないと，その活動への興味を持続させることは難しくなります．そのため，成功体験が必要になります．

　まったく達成できないと，だんだんと無力感がわいてきて，そのことに興味さえもてなくなります．一方，1回でも成功体験があると「またできるかも」「やってみよう」と思え，もっとうまくなるための行動，目標に近づくための行動を考えるようになり，その行動が持続する可能性がありま

す．ただし，成功体験は主観的なものですから，要求水準が低ければ一定の目標に達していなくても途中の目標で満足し，高ければ一定の目標でも満足できないという特徴もあり，学習者のタイプを推測してかかわることも大事です．

● 目的・目標の自覚

何を何のために学習するのかという目的を明らかにすることは，学習行動へのかまえを促し，準備を整えさせるために有効ですし，目標が明確になると，学習結果を自己評価することもでき，学習がますます促進されるようになります．

GROWモデルなどもこれにあたります．GROWモデルとは，Goal, Reality, Options, Willの頭文字をとったもので，目標を自覚して現実（自己評価，他者評価）を確認して，目標に向かうための選択肢を考えて選び取り，ゴールに向かう意思を働かせて目標達成していくものです．教える側は，学習の目標を具体的に示し，目標にたどり着くまでの方法や，場合によっては中間の目標を示すことも大事です．

看護実践を教える場合にはロールモデルとなる存在も重要で，「この先輩のようになりたいな（目標）」と思えると，モデルに照らしあわせた自身の評価を自分なりに行い，自分なりの学習を進めていくことが可能になります．

● フィードバックの必要性

学習の成果をもとに取り組んだ結果がどうだったのか，進歩の度合いを知らされること，自分で知ることは，自分の学習に対する情報を得ることになり，動機づけの効果をもちます．フィードバックは学習直後に与えるのが効果的で（即時のフィードバック），目標を達成したかどうかだけではなく，目標からどのくらいずれているか，どの方向にずれているかを知らせることも効果が大きいとされています．フィードバックについては，次の「Chapter5　わかること　と　できること」でも説明します．

● 賞罰

外発的動機づけでも説明しましたが，賞罰，賞賛，叱責は学習意欲を高めます．しかし，学習者のパーソナリティ，教える側のパーソナリティ，両者の関係，学習者の発達などを考慮する必要があります．

内発的動機づけにつながる賞罰として効果的なのは言語的報酬であるといわれており，学習者の有能感や自己効力感を高め，学習者の自信に影響し，行動を自主的に決定することを促します．物的な報酬よりも内発的動機づけに移行しやすいといわれています．

学習意欲を高める動機づけの方法を5つ紹介しました．それぞれの特徴をおさえておきましょう．

4. 成人学習理論

はじめのほうで，看護継続教育について考えるのに，成人学習理論が役に立つと述べました．成人学習理論にはさまざまなものがありますが，ここでは成人学習者の特徴をわかりやすく述べているノールズ(Knowles MS)の考え方を紹介します．

表4-3はノールズの著書(Knowles, 1975, p39)から作成したものです．ノールズは，「学習者の概念」「学習者の経験の役割」「学習へのレディネス」「学習への方向づけ」の4項目について，ペダゴジー(こどもを指導する教育学)とアンドラゴジー(成人学習理論)を比較しながら説明しています．

●学習者の概念

学習者の概念について，「成長するにつれて，依存的状態から自己決定性が増大していく．特定の過渡的状況では依存的であるかもしれないが，一般的には自己決定的でありたいという深い心理的ニーズをもっている」と述べられています．つまり，おとなは，自分で物事を決められる力をもち，それゆえ自分でさまざまなことを決めていきたいということです．

表4-3 ノールズによる成人学習者の考え方

	ペダゴジー	アンドラゴジー
学習者の概念	学習者の役割は，はっきりと依存的なものである．教師は，何を，いつ，どのようにして学ぶか，あるいは学んだかどうかを決定する強い責任をもつよう社会から期待されている．	人間は，成長するにつれて，依存的状態から自己決定性が増加していく．個人差や生活状況による差はみられるが，教育者はこの変化を促進し，高める責任をもつ．成人は，特定の過渡的状況では依存的であるかもしれないが，一般的には自己決定的でありたいという深い心理的ニーズをもっている．
学習者の経験の役割	学習者が学習状況に持ち込む経験には，あまり価値を置かれない．それは，スタートポイントとして利用されるかもしれないが，学習者が最も多く利用するのは，教育者や教科書執筆者，視聴覚教材制作者，その他専門家の経験である．それゆえ，教育における基本的技法は，伝統的手法である． (例)講義，割り当てられた読書，視聴覚教材の提示など	人間は，成長・発達するにつれて，経験を蓄積するようになるが，これは，自分自身および他者にとってのいっそう豊かな学習資源となる．さらに，人びとは，受動的な学習よりも，経験から得た学習によりいっそうの意味を付与する．それゆえ，<u>教育における基本的技法は，経験的手法である</u>． (例)実験室の実験，討論，問題解決事例学習，シミュレーション法，フィールド経験など
学習へのレディネス	社会からのプレッシャーが十分に強ければ，人びとは社会(とくに学校)が学ぶべきだとしていることをすべて学習しようとする．同年齢の多くの人は，同じことを学ぶ準備がある．それゆえ，学習は，段階ごとの進展を設定した，画一的で標準化されたカリキュラムのなかに組み込まれるべきである．	現実生活の課題や問題によりうまく対処するための学習の必要性を実感したときに，人びとは何かを学習しようとする．教育者は，学習者がみずからの「知の探求」を発見するための条件をつくり，そのための道具や手法を提供する責任をもつ．また，<u>学習プログラムは，生活への応用という観点から組み立てられ，学習者の学習へのレディネスに沿って順序づけられるべきである</u>．
学習への方向づけ	学習者は，教育を，教科書やテキストの内容を習得するプロセスとしてみる．彼らが理解する事がらの多くは，人生のもう少し後になってから有用となる．それゆえ，カリキュラムは，教科として構成し，単元を設定するという方法で組織化されるべきである．人びとは，学習への方向づけにおいて，教科中心的である．	学習者は，教育を，自分の生活上の可能性を十分に開く力を高めていくプロセスとしてみる．彼らは，今日得たあらゆる知識や技能を，明日をより効果的に生きるために応用できることを望む．それゆえ，<u>学習経験は，能力開発の観点から組織化されるべきである</u>．人びとは，学習への方向づけにおいて，課題達成中心的である．

色文字：特徴，下線：教える人の役割

私たちはおとなであっても、「教育」という名のついた活動に身を置いた瞬間、「教えてもらう」ことを期待し、自分で決めることをしない段階にある場合があります。これがノールズの説明する過渡的状況だと解釈できます。たとえば、はじめての組織で働く、はじめての役割を担う、はじめてではないけれども久しぶりにそのことを行うなどのときには、教えてもらうことを期待する場合があるでしょう。これは過度的な状況といえます。ですから、はじめて看護師となった新人看護師にだけではなく、部署異動をしてきた人や施設を変わった人にも教えることは大事なことです。

●学習者の経験の役割

　学習者の経験の役割について、「人間は、成長・発達するにつれて、経験を蓄積するようになるが、これは、自分自身および他者にとってのいっそう豊かな学習資源となる。さらに、人びとは、受動的な学習よりも、経験から得た学習によりいっそうの意味を付与する」と述べられています。おとなは、仕事でも私生活でも、日々さまざまな経験をし、それが自分のなかに蓄積されていきますが、その経験こそがおとなの学習者にとって学ぶときの材料になるということを意味します。

　しかし、日々の経験を学習資源とするためには、単に経験を積み重ねるだけでは難しいでしょう。そこで必要となるのがリフレクション（省察）です。省察によって、そこで起きていたこと（事実）と自身の気持ち（感情）を振り返り、意味づけして次の経験につなげていく、というサイクルを回すことで意味をなします。しかも、こうした学びは、その人自身だけではなく、他者にも学びとなります。たとえば、他者の経験を聞いたり、ともに振り返って話しあったりすることによって、自分は同じ経験をしていなくても、「あぁ、そういうことか」などという気づきを得られることがあるでしょう。そのため、教える立場の者には、学習者に経験を振り返ることを促す役割とともに、学習者が自身の経験を取りあげて意味づけられるよう問いかける役割も必要です。

●学習へのレディネス

　学習へのレディネス（準備状態）については、「現実生活の課題や問題によりうまく対処するための学習の必要性を実感したときに、人びとは何かを学習しようとする」と述べられています。つまり、何かに直面した場合や、いま以上にうまく立ち向かうことが必要な場合に、学習への準備が整うのです。裏を返せば、必要性を感じなければ、学習という営みには向かっていかないともいえます。

●学習への方向づけ

　学習への方向づけについては、「学習者は、教育を、自分の生活上の可能性を十分に開く力を高めていくプロセスとしてみる。彼らは、今日得たあらゆる知識や技能を、明日をより効果的に生きるために応用できることを望む」と述べられています。おとなの学習では、学習したことを後になってから活用したり応用したりするというよりは、すぐに活用できるような課題達成中心的なものに変化していきます。したがって、学ぶことで仕事上の何に役立つのかが理解できたほうが学びやすいわけです。教える側は、このことを意識して教える内容や機会を設定することも必要です。

● 文献

・Knowles MS(1975)/堀薫夫，三輪建二訳(2002)：成人教育の現代的実践 ペダゴジーからアンドラゴジーへ．鳳書房．
・梅本堯夫(1978)：発達の理解．「教育心理学 改訂版」．倉石精一，他編著，新曜社．

Chapter 5 わかること と できること

　理屈がわかっていなくても，回数を積み重ねればできるようになることがあります．たとえば，自転車に乗るという行為がそうです．

　では，看護実践はどうでしょうか？　看護実践も同じように，何度も経験したことは自然と体が動くようになります．しかし，患者さんが変わったり，想定外のことが起こったりした場合には，理屈や根拠がわかっていないと，うまく対処できません．"わかること"と"できること"の両方が大事になるのです．

　ここでは，"わかること"と"できること"の違い，教える立場に立ったときに留意すべきことについて考えていきます．

1. わかること と できること を考える意味

　自転車でも，看護でも，ただ実践するだけでしたら，このような手順で行う理由は何か，どういうことに留意したらよいのかなど，根拠にかかわることをわかっていなくても体が自然に動きます．

　ですが，看護を実践するうえで，本当に根拠をわかっていなくてもよいのでしょうか？　おそらく根拠がわかっていないと，これまで経験したことがない状況に遭遇したとき，適切に対処できないでしょう．そうならないためには，"わかること"と"できること"の両方が大事になります．つまり，教えるという立場に立ったとき，"わかる"ようになるためのアプローチと，"できる"ようになるためのアプローチの両方が必要になります．

　これらにはどのような違いがあり，また，その違いを，教えることにどのようにいかしたらよいのか，考えていきましょう．

　回数を重ねれば"できること"は身につきます．しかし，"わかること"も大事になる実践があります．看護実践もそうです．

2. わかるとは

1)"わかる"の概念と特徴

　"わかること"について，現代学校教育大事典では「ある人が外からの情報や内容を，自分なりに何らかの形で，自分の中に取り込むこと」と説明されています．これまで自分のなかになかった知識や観念体系を自身のなかに取り込むことが"わかる"であると理解できます．しかし，漢字では，判る，分かる，解るなど異なる文字が使われますから，ひと口に"わかる"と言っても，さまざまな程度があることが推測できます．

　また，Ryle（1987）によれば，"わかる"というのは　knowing thatに属する知識と説明されていて，これは行為による達成ではなく，わかっている心的状態，性向を示すといわれていますので，後ほど出てくる"できる"とは異なる概念であると理解することもできます．

　佐伯（1982）は「外部から入ってくる情報を取捨選択し，変形し，操作を加えたあげく，なんらかの形になったところで"わかった"という実感をいだくものである．……（中略）……　何かがすでに"わかって"いない限り，新しい事態が"わかる"ということはありえない」と述べ，波多野（1987）は「"わかる"というのは，生物の"消化"に似たところ」があって，「人間がいままでに所持している『観念体系』のなかに，外の物が入りこみ，体系の一部として，そのところを得ること」と説明しています．したがって，何かをわかるためには，何かを知っていることが必要になります．知っていること同士がつながり，"わかる"という状態になっていくのです．そして，「取捨選択し，変形し，操作を加え」とあるように，人によってわかり方も異なるのです．

　以上から，"わかる"というのは「知識体系」であると整理できます．また，それぞれの人がもっている知識が何らかの形で表現されれば，その人がどういう知識をもっているのかを把握できますが，表現されない場合には，その人がどのような知識をもっているのか（知っているのか），わかっているのか（知っていること同士がつながっているのか）を他者は把握できません．そういう点において，"わかる"というのは主観的で，外からは観察できないという特徴をもちあわせています．そのため，教育者は，「問い」や「ペーパーテスト」などを活用しながら，学習者の主観的な"わかる"を客観視して，教えることにいかします．

> 知識を取捨選択し，変形し，操作を加えていくと，"わかる"という状態になります．"わかる"は外からは見えません．教育者は，学習者の"わかる"を外から観察するために，「問い」や「ペーパーテスト」などを活用します．

2)"わかる"の程度

　ひと口に"わかる"と言っても，その段階はさまざまです．「すごくよくわかった！」という感触を得て，他者に説明できる場合と，すごくわかった気持ちにはなっているものの，うまく言語化できない場合があります．この違いはどういうことなのでしょうか．

　前のページで述べたとおり，"わかる"というのは心的状態をさしますから，言語化できるかどうか，つまり表現できるかどうかは別で，わかっているという気持ちなのです．Polanyi(1966)は「我々は語ることができるより多くのことを知ることができる」と述べています．では，言語化できる場合とできない場合では，何がどう違うのでしょうか．

　言語化できるというのは，自分のなかに取り込んだそれぞれの知識がつながりをもっていて，知識同士の関係性が明確であることです．一方，言語化できないというのは，知識は取り込んだものの，それぞれの知識がつながりをもっていない，構造化されていないことです．このように考えていくと，"わかる"というのは「無関係であったもの同士が関連づいてくる」ことだといえます．

　"わかる"にも程度がありますが，たとえば，言葉で他の人に説明できる段階は，知識がつながりあってしっかりと構造化されている状態です．

3)"わかる"ために必要な"知ること"

　わかっていくプロセスを考えながら，"知ること"との関係を考えていきましょう．

　まず，わからない何かがあると，多くの場合，人はそのことを"知らない"ことに気づきます．そうすると，わかろうとする心の働きが生まれ，知ろうとします．知らない・わからないというのは不安定な状態ですから，人は安定を求めて活動をしはじめます．そうして，何らかの方法でわかろうとします．つまり，"わかる"というのは秩序を生む働きであり，秩序が生まれると「わかった」という感情を発するのです．したがって，わかるためには，つまり，秩序が生まれるには"知ること"（知識を得ること）が必要であり，関連知識に支えられると知識は安定度を増していきます．そして，知識の網目が安定すると，何がわかって，何がわからないのかがはっきりしていくことになります．

　"わかる"というのは秩序を生む働きで，秩序が生まれるには"知ること"が必要です．知識の網目が安定すると，わかっていないことも，より明確になってきます．

3. できるとは

　"できること"について，現代学校教育大事典では，「技能面で自分なりに，自分の中に取り込むこと」と定義されています. Ryle (1987) は，knowing how に属する知識，つまり「行為による目標達成が志向されていること」として説明しました. また，「出てくる，形にとって現れること，まとまりがついて仕上がる，（それについて）能力，才能がある」と説明している辞書もあります.「形にとって現れること」とあることから考えると，"わかる"と違って，"できる"は客観的に見えるという特徴をもつことがわかります. したがって，"できる"は技能体系であり，客観的なものであり，外から観察できるという特徴があります.

　そのため，教えるときに，学習者ができるかどうかを把握するためには，実際に体を使ってやってみてもらうことが大事です. 教育者が「できますか？」と尋ねて，学習者が「できます」と回答したとしても，適切にできるとはかぎりません. そのため，看護基礎教育には演習や実習などの場がありますし，継続教育にも演習をとおして学習者が実際に実施しているところを観察することが必要になります.

　"わかる"と違って，"できる"は外から見ることができます. 看護教育では，演習や実習で実際に"できる"かどうかを観察します.

4. わかること と できること の関係

　佐伯 (2004, p31) は，新しい問題状況でも本質的に同じ課題ならば"できる"とき，本当にできるといってよい，"わかる"を徹底的に経由して本当に"できる"ときこそ，"できる"のではないだろうかと述べています. このように，"わかる"と"できる"は切り離せないものであることがわかります.

　実際の場面では，"わかる→できる"のような順序性があるのではなく，"できる"が先立つことも少なからずあると思います. たとえば，指導者や先輩，教員のやり方を見よう見まねでやっていて，理屈はわからないけれどできるようになるパターンです. 学習はまず真似ることからスタートすることも多いですので，その順序性が悪いわけではありませんし，"できる"の特徴にもあるように練習を積めば，理屈がわからなくてもできるようにはなります.

　しかし，"わかる"を経由して"できる"にたどり着いたとき，本当に"できる"ことになり，そのようにして得た力は，臨床上で想定外の状況に出あったときでも臨機応変に対応するための基盤となります. そういった意味でも，"わかる"と"できる"は両方大事なことになってくるわけです.

"わかる"を経由して"できる"ようになったことは応用がききます.応用力をつけるうえで"わかる"と"できる"は切り離せません.

5.　指導にいかす

1) わかることをめざす指導

　"わかる"の前提の"知る"に対するかかわりも時には必要です.もちろん,"知る"には,学習者本人が知識を自身に取り込んでいくことが不可欠ですが,知識をどのように得ていくかには教えることが関係します.学習者が何をどこまで知っていて,何は知らないのかを把握することはそのひとつです.

　図5-1を見てみましょう.私たちはすべてを知っているということはなく,少しずつ知っていることを増やしていく存在です.まず,既知領域はすでに知っている,わかっているところになります.そして,未知領域はまだ知らない,わからないところです.既知領域を増やしていくことがすでに知っていることを増やしていくことになりますが,教えるときには,境界領域のところを授業などで展開すると学習者はわかりやすくなります.ですから,教育者は,学習者が何を知っているのか,つまり学習者の既知領域を知ること,たとえば,自身が授業を担当する科目や単元の前までに,学習者が何を学んでいるのかを調べ,授業展開にいかすことが学習者の"わかる"につなげるために大事なことになります.

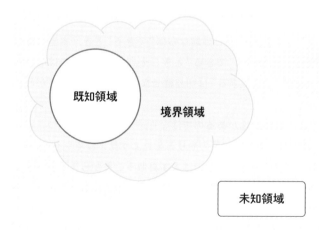

図5-1　既知領域・未知領域と境界領域

わかる授業というのはどういう構成になっているのでしょうか．具体的にはまず，「未知のもの」が学習者の前に置かれます．そして，それを既知のものと"置き換え"たり，既知のものから"類推"したりすることで，授業が終わります．すると，授業の前には未知であったことが，授業の後には既知となり，「ここまではわかった」と言えるものになっています（菜原，1997, pp44-45）．続けて，既知と未知の間で，つまり「境界領域」で展開するのが「わかる授業」です．学習者が「なるほどわかった」と言える授業は，かならず既知と未知の境界領域で成立しています．それも，既知と未知の間のギャップがあまり深くないところで成立します．ちょっとしたギャップを，学習者の力で飛び越えさせることが大事で，「わかる授業」はそういう構造をもっていると説明されています（p45）．ヴィゴツキー（Vygotsky L）も，学習者が新しいことにチャレンジする際に，自分ひとりの力だけでそれを達成できる水準と，教育者がほんのちょっと手助けすることで達成できる水準があり，それを「最近接領域」という概念で説明しています（柴田，2006, pp24-27）．少し手を伸ばせば手が届き，到達できそうなところをめざした教育の展開がのぞまれます．

知識同士がつなぎあわされていくことが"わかること"ですが，学習者が自分の力でつなぎあわせたという感覚（実感）をもてるようなかかわりが重要になります．そのときに活用できる教育技法が，適切な「発問」や「指示」です．

> 授業では学習者の既知と未知の「境界領域」を取り扱います．
> また，少し手助けすることで達成できる「最近接領域」を取り扱い，学習者が自力で到達した実感をもてるようかかわることも大切です．

2) 深くわかるための具体的経験

"解る"というような深い状態の"わかる"に至るためには，実感をもって納得していくことが必要です．"分かる"や"判る"という状態では，まず知的な情報処理が行われますが，"解る"では感情的な情報処理がめざされます．ただ，私たちが何かを深くわかりたいとき，それを具体的に経験するのが難しいこともありますね．そのため，教えるときは，具体的な事例や模擬的な体験を活用することが非常に効果的です．

> 深くわかる（解る）には具体的経験が必要ですが，経験するのが難しいことには具体事例や模擬体験を活用します．

3) できることをめざす指導

　看護実践を"できる"ためには，看護技術を習得することが必要不可欠です．人が技術を習得していくにはどのような条件があるのでしょうか．指導するとき，「早くできるようになってほしい」と思うこともありますが，教える側が技術習得について理解しておくことで，どのようなかかわりや学習環境が必要かを考えることができます．

●反復と技術習得

　図5-2を見てください．これはボールをキャッチする技能を反復練習した際の学習曲線を示したもので，回数を重ねることで失敗数が減り，連続キャッチ数が増えていることがわかります．つまり，技術習得には回数を重ねることが不可欠で，身につけてもらいたい技術は，反復して練習したり経験したりできる機会を設定することが必要です．

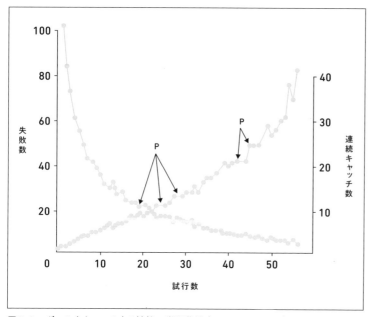

図5-2　ボールをキャッチする技能の学習曲線（Peterson, 1917）
山内光哉, 春木豊 (2001)：グラフィック学習心理学　行動と認知. サイエンス社, p95.

　「何回くらい反復すればよいのだろうか？」という疑問もあるでしょうが，それは人によって異なります．みなさんのなかにも，少ない反復回数で技術を習得できる人もいれば，何度も反復が必要な人もいると思います．そのため，学習者本人にこれまでの傾向を尋ねて，教育者のかかわり方にいかすことが大事です．そして，反復を進めていくと，図にPの文字で示されているようにプラトー現象が生じてきます．進歩が停滞する時期です．「そのような時期もあるのだ」と教育者が知っておくことで，学習者の焦りが軽減するかもしれません．

　こうして，経験を反復して身についた技能は，言語よりも保持がよいという特徴があり，忘れにくくなります（**図5-3**）．そのため，現場を離れた看護師が復職した際，感覚を取り戻すと，働きはじめたばかりの看護師よりもスムーズにいろいろとできるようになるというわけです．

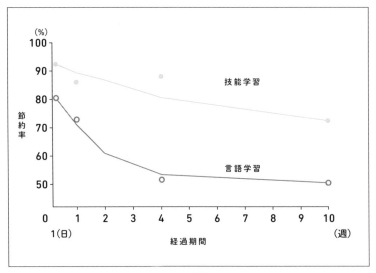

図5-3　技能学習と言語学習の保持の比較 (Leavitt & Schlosberg, 1944)
山内光哉, 春木豊 (2001)：グラフィック学習心理学　行動と認知. サイエンス社, p111.

技術習得には回数を重ねることが不可欠です.
また，反復学習による定着は，言語よりも技能のほうがすぐれていて，忘れにくいという特徴があります.

●結果の知識（KR）

　技術習得には回数が重要であることを説明しましたが，ひたすら反復だけをしていればよいのでしょうか？　そうではなく，反復の仕方も大事になります. 反復に取り組んだ結果がどうだったのかを確認してから次に進むことが重要です. この結果の確認は，結果の知識（knowledge of result；KR）またはフィードバックといわれます. たとえば，どこがどううまくいっているのか，うまくいっていないのか，を正しい方法と照らしあせて確認することや,教育者からのフィードバックがあることが大事です. このとき，うまくいっていないことだけではなく，できていることも同様にフィードバックすることが大切です.

　結果の知識（KR）は，学習（取り組み）に対しても重要な意味があります. 結果の知識があると学習しますが，ないと学習することがなく，また，途中からなくなると学習が悪化していきます. したがって，できるようになるまでフィードバックを継続することや，自身で確認できるような仕組みが必要になります. 自分で自分の取り組みを確認するのはなかなか難しいため，教育者はフィードバックを欠かさないよう意識していく必要がありそうです.

反復学習の結果を振り返りながら進めると，より効果が高まります.

● 練習の条件① 集中と分散

これまで見てきたように，反復やフィードバックは大事ですが，時間を置かず反復してその結果をフィードバックすれば早く習得できるわけでもありません．

図5-4を見てください．取り組みの間に休憩時間を長くとったほうが，休憩時間を短くして集中して取り組むよりも結果がよいと示されています．そのため，あえて間隔をあけて経験できるようにする配慮も必要となりそうです．

> 反復のあいだの休憩の長さも学習結果に影響します．
> 休憩時間が長いほうが，より効果が高まります．

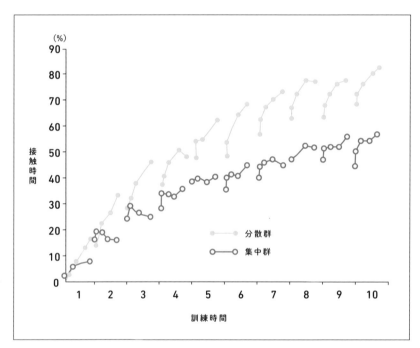

図5-4 学習に及ぼす分散と集中の効果の比較(Kimble & Shatel, 1952)
山内光哉，春木豊(2001)：グラフィック学習心理学 行動と認知．サイエンス社，p103.

● 練習の条件② モデリングとガイダンス

技術を習得していくためには，正しい動作を観察し，模倣することも必要です．ですから，学習者には正しい方法での実践を見てもらうことが重要になります．これを"モデリング"といいます．よいモデリングが必要になりますから，指導する場合には，自分の実践が正確かどうかを確認してから臨むことが必要です．

また，口頭で注意点を説明されるだけでは，運動感覚は改善されにくく，身につきづらいものです．そこで必要となるかかわりが，実際に手を取ってガイドしてもらうという"ガイダンス"です．教えるときに手を添えて一緒にやってみることで感覚をつかみやすくなるというわけです．

このように，経験していくなかで"成功体験"を重ねることができると,「もっと頑張れそう」「やっ

てみたい」という意欲も高まります．そういう意味では，成功体験につながりそうな経験を重ねる方法や，スモールステップをふみながら段階的に目標に到達する方法という考え方も必要になります．

正しい方法を見てもらう"モデリング"や，手を添えながら教える"ガイダンス"によって，成功体験につなげることで学習意欲を高めることも大切です．

● 文献
・Polanyi M(1966)/佐藤敬三訳(1980)：暗黙知の次元．紀伊國屋書店．
・桑原昭徳(1997)：わかる授業をつくる先生．図書文化．
・佐伯胖(1982)：序章"わかること"の心理学．「認知心理学講座3 推論と理解」．佐伯胖編，東京大学出版会．
・佐伯胖(1984)：わかり方の根源．小学館．
・佐伯胖(2004)：「わかり方」の探究．小学館．
・柴田義松(2006)：ヴィゴツキー入門．寺子屋新書．

Chapter 6

クリティカルシンキングと
リフレクション

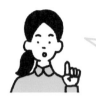

　患者さんの状況をアセスメントしたり，そこから必要な看護を判断したり，実践した看護を振り返ったりするときには，さまざまな思考が使われます．みなさんが演習や実習で看護計画を立てたときに，教員や指導者からその根拠を問われて，考え込むことも多いのではないでしょうか．すでに看護に必要なさまざまな知識を学習していると思いますが，最初はそれらの知識をうまく結びつけて，患者さんの状況にあわせて考えることが難しかったと思います．

　看護を実践するうえで重要な思考として，ここでは，クリティカルシンキングとリフレクションについて学んでいきます．

1. クリティカルシンキング

1) クリティカルシンキングとは

　クリティカルシンキング (critical thinking) は，批判的思考と訳すことができ，どちらの言葉も使われます．「批判」という用語には，「物事に検討を加えて，判定・評価すること」という意味の他，「人の言動・仕事などの誤りや欠点を指摘し，正すべきであるとして論じること」という意味があり，否定的な印象を受ける人もいるかもしれません．しかし，もともとはそういう意味ではなく，Zechmeister & Johnson (1992) によれば，「適切な規準や根拠にもとづく，論理的で，偏りのない思考」を意味しています．

　クリティカルシンキングに関する翻訳書籍のなかには，批判という用語の否定的な印象を避けるために，「クリティカルシンキング」と訳している文献もある一方 (Zechmeister & Johnson, 1992／宮本ら訳, 1996) で，すでに批判という用語は否定的な意味合いではなく，創造的に，効果的に，深く考えることとして受け入れられているとして，「批判的思考」と訳している文献 (Miller & Babcock, 1996／深谷ら訳, 2002) もあります．

　道田 (2015) によれば，日常的な文脈では「批判的思考」が批判（懐疑）と結びついてイメージされるのとは裏腹に，学術的な文脈では，批判（懐疑）が前面に出ることはほとんどなく，反省性（反省的で省察的であること）や合理性（合理的で論理的であること）という観点が重視されると述べて

います.

道田 (2015) は，批判的思考の最も古い文献のひとつとして，デューイ (Dewey J) の『How we think (思考の方法)』(1910) をあげ，批判的思考を「留保された判断」としていることから，デューイの定義では反省性に焦点を当てていると紹介しています．実際に，改訂版 (1933) では，デューイは批判的思考という言葉よりも反省的思考 (reflective thinking) の言葉を使っています．

一方，アメリカでのクリティカルシンキングに関する中心的論者とされるエニス (Ennis R) は，批判的思考を「命題を正しく評価すること」と定義し，批判的思考の論理学的基準ともいうべき 12 項目の技能リストをあげていることから，道田 (2015) は合理性に焦点を当てていると紹介しています．エニスはその後，「何を信じ，何を行うかの決定に焦点を当てた合理的で反省的な思考」と定義を変更し，「反省性」と「合理性」のバランスを考えた定義となっています (道田, 2015).

楠見 (2017) は，クリティカルシンキングには複数の定義があるとし，どの領域にも共通する 3 つの定義を紹介しています．1 つめは証拠にもとづく論理的で偏りのない思考，すなわち客観的，多面的にものごとをとらえる思考です．2 つめは意識的な内省 (reflection) をともなう熟慮的な思考であり，自分の思考について意識的に吟味するメタ認知的思考です．3 つめは汎用的な思考力であり，仕事，学習，生活などさまざまな場面において，その目標のために情報収集し，情報を評価・分析し，推論して，質の高い問題解決や決定をするために働く思考です．

このように，批判的思考という用語はいくつかの意味をあわせもっていると考えられます．

クリティカルシンキングは「批判的思考」と訳されますが，いわゆる批判 (懐疑) のような意味はありません．合理性，反省性の観点から解釈したり，論理的，内省的，汎用的な面から定義されたりするものです．

2). クリティカルシンキングが重視されてきた背景と経緯

楠見 (2017) によれば，欧米の大学では 20 世紀の中頃からクリティカルシンキング教育が行われ，とくに米国では，1970 年代後半からクリティカルシンキング能力の育成が重要視され，大学導入教育でのアカデミックリテラシー科目で取りあげられるようになりました．また，クリティカルシンキングのスキルは，多くの分野の学習や研究を支えるジェネリックスキルとして専門教育や専門的職業人の育成でも重視され，看護学教育においてもクリティカルシンキングの導入を積極的に進めています (楠見, 2017).

津波古 (2017) は，アメリカの看護学教育にクリティカルシンキングが早期に導入された背景には，①医療・看護現場における不確かさに対する可視化への取り組み，②看護過程とクリティカルシンキングの類似・相補関係性の気づき，③クリティカルシンキングの看護の独自性の明確化，④看護系大学認証評価にともなう評価機構によるクリティカルシンキングカリキュラム導入義務化と看護教育プログラムの明確な成果評価の要請があると説明しています．

全米看護連盟 (National League for Nursing；NLN) は，1989 年にまず専門学校レベルで「専門

職の実践にクリティカルシンキングを活用する」という声明，翌1990年に「準学士課程（短大）の卒業生の看護実践はクリティカルシンキングにもとづくことが特徴である」という声明，1991年には学士課程（大学）において「このクリティカルシンキングは看護学に関する学生の推論や分析，研究，あるいは意思決定のスキルを示す」いう声明を出していて（江本, 1996），看護学カリキュラムにクリティカルシンキングの教育が組み込まれています．

　日本では1996年に，Alfaro-LeFevre（1995）を翻訳した『看護場面のクリティカルシンキング』（江本訳, 1996）が出版され，同年8月18日，19日の両日に，原著者のアルファロ（Alfaro-LeFevre）による講演とセミナー「看護診断ケースマネージメントクリティカルシンキング」が開催されました．また，1997年には，Rubenfeld & Schefferの著書（1995）を翻訳した『クリティカルシンキング　看護における思考能力の開発』（中木ら訳, 1997）も出版され，注目されるようになりました．

　クリティカルシンキングは，生涯をとおしての学習において強化されるものであり，学校だけで獲得できるものではありません．クリティカルシンキングにより，つねに変化する社会のなかで疑問をもち，根拠にもとづいてよく検討し，合理的に判断して行動していくことができます．また，多様な文化が存在する世界のなかで，自己の態度や価値観を認識でき，他者の価値観をとらえて，協働して課題に対応できます．それらは専門職としての自律や成長にもつながります．

> クリティカルシンキングは，根拠にもとづく合理的な行動を導くもので，看護実践でも看護研究でも求められるものです．

3) クリティカルシンキングの構成要素

　エニスは，クリティカルシンキングを態度（disposition）と能力（ability）の2側面からとらえ，14の態度と，12の能力をあげています（**表6-1**）（道田, 2001；竹川, 2010）．

表6-1　クリティカルシンキングにおける態度と能力

クリティカルシンキングにおける態度
1. 命題や問題を探す
2. 理由を探す
3. 情報を集めようとする
4. 信頼できる情報源を使う
5. 全体の状況を考慮に入れる
6. 中心点から離れない
7. 基本的な関心を忘れない
8. 他の選択肢を探す
9. オープンマインドでいる
10. 証拠と理由が十分であれば，その立場に立つ
11. 主題が許すかぎりの正確さを求める
12. 複雑な全体を秩序立てて扱う
13. 自分がもっている批判的思考技能を使う
14. 他人の感性，知識レベル，洗練さの程度に敏感である

クリティカルシンキングにおける能力	
明確化	1. 問題に焦点を当てる
	2. 議論を分析する
	3. 明らかにするための，または挑戦するための質問をし，答える
決定のための基礎	4. 情報源の信頼性を評価する
	5. 観察し，その結果を判断する
推論	6. 演繹的推論を行い，判断する
	7. 帰納的推論を行い，判断する
	8. 価値判断を行い，判断する
さらなる明確化	9. 用語を定義し，定義を判断する
	10. 仮定を明らかにする
戦略	11. 行動を決める
	12. 他人と相互作用する

道田泰司（2001）：批判的思考の諸概念　人はそれを何だと考えているか?．琉球大学教育学部紀要, 59：109-127.

楠見（2018）は，Ennis（1987）にもとづいて**図6-1**のようなクリティカルシンキングのプロセスと構成要素を示しています．プロセスでは，さまざまな情報にアクセスして必要な情報を取り出して「明確化」し，隠れた前提や根拠など「推論の土台の検討」を行います．次に，比較や仮説形成，演繹的な類推や機能的な類推などを駆使しながら「推論」し，計画立案して「行動決定」していきます．クリティカルシンキングのプロセスを経た行動や発言などはより合理的なものになります．

このプロセスに作用するのが，その人がもつ「知識・スキル」や「態度」であり，「メタ認知」と「他者との相互作用」によって内省（reflection）を促し，文脈における思考を調整して，自らの誤りや偏りを修正できます．

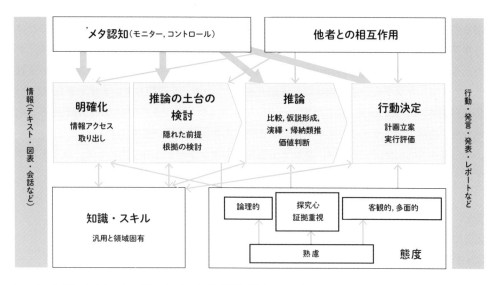

図6-1　クリティカルシンキングのプロセスと構成要素（楠見，2018）

クリティカルシンキングのプロセスを経た行動や発言は，より合理的なものになります．

4）看護におけるクリティカルシンキング

全米看護協会（American Nurses Association；ANA）は2010年，『Nursing：Scope & Standards of Practice（看護実践の範囲と基準）』のなかで，クリティカルシンキングと看護過程は同義語であるとし，看護過程をクリティカルシンキングモデルで立証される看護ケアのコンピテンシーレベルとして説明しています（津波古，2017）．看護過程は，アセスメント，看護診断，計画，実施，評価という要素から構成されています．津波古（2017）は，**図6-1**に示した楠見のモデルは看護過程の一連の要素と流れに類似していると説明していますし，楠見（2017）は看護におけるクリティカルシンキングとしてこの図を応用しています．

Alfaro-LeFevre（2008）は，論理的な看護実践の枠組みである看護過程を，クリティカルシンキングのツールとしても位置づけています．看護過程を学ぶなかで，クリティカルシンキングを学び，それによって意思決定をして適切な看護ケアを提供するための基盤を身につけることができます．日本でも看護学教育モデル・コア・カリキュラム（文部科学省，2017）の「看護実践の基本となる専門基礎知識」に看護過程の学修目標が設定されており，各学校でも比較的初期の段階で看護過程を学ぶようにカリキュラムが組まれていると思います．クリティカルシンキングは看護過程そのものではありませんので，看護過程を学ぶなかでクリティカルシンキングが展開できるように位置づけることが重要です．

クリティカルシンキングは対象者へのケアだけでなく，病棟の看護管理で生じた問題を解決する過程でも用いられています（Bandman & Bandman, 1995）．また，看護実践の基本となるだけでなく，学問的な探求や研究活動のなかでも求められる能力です．Bandman & Bandmanは，クリティカルシンキングの推論（reasoning）の能力を高めることを重視し，科学的推論で用いられるクリティカルシンキングと，演繹的推論と帰納的推論※注 の方法を説明しています．また，Miller & Babcock（1996）は，量的研究，質的研究でのクリティカルシンキングの使い方や，発表などコミュニケーション過程でのクリティカルシンキングの使い方を説明しています．

Rubenfeld & Scheffer（1995）は，クリティカルシンキングの5つの様式として，以下をあげています．

- 完全に記憶し思い出せる（Total recall）
- 習慣化する（Habit）
- 探求する（Inquiry）
- 新しい発想と創造性（New ideas and creativity）
- 自分の考え方を知る（Knowing how you think）

この頭文字をつなげるとTHINK（考える）となっていて，つねにこれらの様式を用いることができることがクリティカルシンキングにつながると説明されています．

皆さん，さまざまな授業のなかで，単に知識を覚えるだけでなく，根拠となるような情報を集め，他の学生たちと話しあいながら，どのように考え，判断し，行動するのかと問われ，その状況に即した新しい意見を発表する機会もあると思います．これはまさにクリティカルシンキングを育むことにつながっています．

※注　演繹的推論とは，いくつかの普遍的な前提や理論から論理的に正しい個別的な結論を得る推論のことで，帰納的推論とは，個別の事例から一般的な理論や法則を導き出す推論のことです．

> クリティカルシンキングと看護過程は要素とプロセスが似ています．看護過程を学ぶなかでクリティカルシンキングが展開できるように意識してみましょう．

2. リフレクション

1) リフレクションとは

　リフレクション（reflection）とは，辞書によると，１つめに「（光・熱の）反射，（音の）反響」，2つめに「（鏡・水面などに映った）像，鏡像，（状況・感情などの）反映，あらわれ，しるし」とあり，その後に「熟慮，反省，省察，意見」とあります（小学館『プログレッシブ英和中辞典 第5版』）．自分自身を映し出し，かえりみて，自己に向き合うということから，反省や省察という意味につながっています．

　反省には，自分のしてきた言動をかえりみて，その可否をあらためて考えるという意味や，自分のよくなかった点を認めて，改めようと考えるという意味があります．省察にも，自分自身をかえりみて，そのよしあしを考えるという意味があります．そこから考えると，反省や省察には，自分自身をかえりみて，よしあしを考えて，よくないことを改めるという意味が含まれているように思います．しかし，自分自身を映し出し，自己に向き合うのであれば，よくないことを改めるだけでなく，自分のよい点やできている点も含めて認識し，そこから得たものを次にいかすことが重要です．そういったこともあり，反省や省察という言葉でなく，リフレクションという言葉が使われていると考えます．

> リフレクションには，自分自身をかえりみて，よくない点を改めるという意味，また，よい点を今後にいかすという意味があります．

2) リフレクションが注目されてきた背景と経緯

　リフレクションが注目されるようになった背景には，Knowls（1980）のアンドラゴジー論などに代表される成人学習論の発展があります．教育学はこどもを対象として発展したため，教育者が何をどのように教えるかが中心的な課題でしたが，おとなを対象とした場合には，学習者がどのように学習しているのかなど，学習者の内面の変化に焦点が当てられるようになりました．社会変動の激しい時代となったことも背景のひとつです．既存の知識を用いて確実に問題解決してきた時代から，既存の知識が通用しない問題に直面する時代へと変わったのです．

　そこで注目されたのが，ショーン（Schön DA）の著書『The Reflective Practitioner; How Professionals Think in Action（省察的実践とは何か；プロフェッションの行為と思考）』（1983）です．既存の知識が通用しない問題を解決する専門家について考えるなかで，これまでの専門家のとらえ方が否定され，鍵となる概念としてリフレクションが出されました．

　1980年までは，専門的な知識や技術を身につけ，それらを駆使して現場で対応できる人が専門

家とされてきました．専門的な知識や技術をどれだけもっているかが重要視され，それを「技術的合理性」モデルとよびました．このモデルでは，問題となる場面で科学の理論や技術を厳密に適用するという，道具的な問題解決によって専門家の活動が成り立っていることになりますが，ショーンは，このモデルでは，与えられた問題の「解決プロセス」は描けるものの，そこにある問題の「設定プロセス」は描けないことを指摘します．より複雑で不確実な状況では，問題の設定自体が重要な課題であり，専門的な知識や技術を駆使しながら状況と対話し，自分の行動や考え方を振り返ることで問題の本質をとらえ直し，解決する必要があります．ショーンは，そのような能力を身につけている人を専門家としてとらえ，彼らを反省的実践家（reflective practitioner）と説明しました．

　看護学では，Powell（1989）がショーンのリフレクションを理論的基盤として看護における反省的実践家について研究を発表し，また，Atkins & Murphy（1993）がリフレクションについて文献検討をするなど，海外では1990年代から注目されています．

　現在，オーストラリア看護助産委員会（Nursing and Midwifery Board of Australia；NMBA）や，イギリスの看護専門職の労働組合であるロイヤルカレッジオブナーシング（Royal College of Nursing；RCN）は，看護師が実践を改善する方法として，自己の経験のリフレクションを奨励しています（Ingham-Broomfield B, 2020）．

　日本では，本田（2001）が看護におけるリフレクションの概念について論じ，ショーンの理論にもとづいた「反省的看護実践」の研究を2003年に発表しています．2005年にはBurns & Bulmanの著書（2000）を翻訳した『看護における反省的実践　専門的プラクティショナーの成長』（田村ら訳, 2005）が出版され，リフレクションの概念が広く知られるようになりました．この書籍は第5版まで出版され（Bulman & Schutz, 2013），翻訳されています（田村ら訳, 2015）．

> 既存の知識が通用しない問題に直面する時代を迎え，知識や技術をもって状況と対話しながら，自分の行動や考え方を振り返って問題の本質をとらえられる専門家について考えるなかで，リフレクションが注目されるようになりました．

3）リフレクションに対するさまざまな考え方

（1）Deweyの反省的思考

　リフレクションの概念を説明するときに，最初に取りあげられるのがデューイです．リフレクションという用語そのものではありませんが，1933年に改訂した『How we think（思考の方法）』のなかで反省的思考（reflective thinking）という概念を示しました（**図6-2**）．それは，「疑念や困惑を抱くような疑わしい状況を解決していくうえでの思考」として説明されています．クリティカルシンキングとリフレクションの双方にデューイが関係しているのは非常に興味深いです．

　反省的思考には，①暗示，②知的整理，③仮説，④推理，⑤行為による仮説の検証という5つの

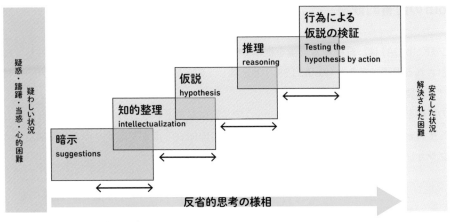

図6-2 Deweyの反省的思考

様相（phase）があり，デューイは反省的思考をこどもたちに教えることで，自分自身で問題解決ができる力を身につけられると述べています.

　前述したSchön（1983）は，デューイの反省的思考を再考し，反省的実践家に関する理論を構築しました.

(2) Schönの省察的実践

　ショーンによると，省察的実践家は，何かの行為をしている真っ最中にも，これまでの経験のなかでつくられた自らの枠組み（暗黙知）を駆使しながらリフレクションを行い，その後，その現象を理解するにつれて，行為のなかで暗黙のままになっている理解についてもリフレクションするようになるとしています（**図6-3**）. 前者は「行為のなかのリフレクション（reflection-in-action）」とよばれ，瞬時に生じては消える，つかの間の探究としての思考です. 後者は「行為についてのリフレクション（reflection-on-action）」とよばれ，行為の後に立ち止まって振り返る思考です. 暗黙のままではなく表に出してそれを批判し，再設定し直し，将来の行為のなかで具体化する理解についてもリフレクションするようになると，ショーンは述べています（Schön, 1983, pp50-51）.

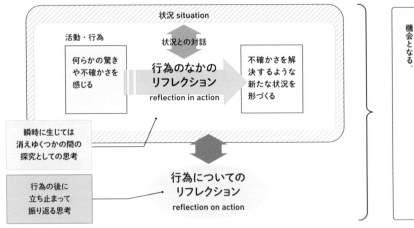

図6-3 Schönの省察的実践

（3）Kolbの内省的観察

コルブ（Kolb DA）は，経験学習理論を提示していて，「学習とは，経験の変容をとおして知識がつくり出される過程である」（Kolb, 1984）と定義し，内省的観察（reflective observation）による意味づけが重要としています（**図6-4**）.

自分の経験を意味づけること（make sense）で学習になるというもので，身体をもってなしえた体験は，それを意味づける行為がないと出来事としての体験のままであり，そこから学ぶためにはリフレクションが必要であるとしています.

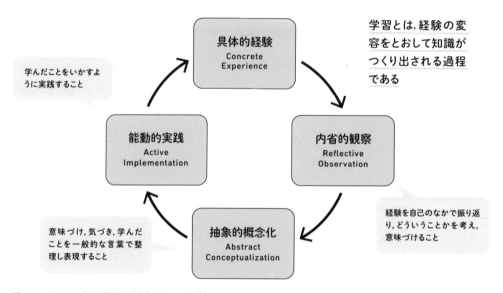

図6-4　**Kolbの経験学習理論**（Kolb, 1984）

（4）Mezirowの批判的リフレクション

メジロー（Mezirow J）は，こどもの学習である「形成的学習（formative learning）」から，おとなの学習である「変容的学習（transformative learning）」に移行していくときに，批判的リフレクション（critical reflection）が重要であると述べています（Mezirow, 1990）. それは，自分自身が前提としていることの正当性を問い直すものであり，これまで当然だと思ってきた意味の視点（意味パースペクティブ）に挑戦することになります. したがって，価値観の否定をともなう可能性もあり，混乱を引き起こすようなジレンマや脅威，不満などの強い感情をともなうことも述べられています（Mezirow, 1978a；Mezirow, 1978b）. それでも，批判的リフレクションによって変容的学習が展開されると，自分のなかで自明となっている常識を問い直し，前提となっている意味を新たに解釈し，それによって得られる洞察にもとづいて行動できるようになります.

以上のように，リフレクションは，研究者の立場によって理論的前提が異なり，非常に多義的な概念ですが，自己認識や自己対話という意味が内包されていて，自分自身を問い直し，振り返り，問い直すという意味が含まれています（本田, 2001）. リフレクションは「対自」の典型的な現れであり，自分自身が問題状況にいかに取り組み，問い直しているのか，自己を見つめ直す点，自己の経験を解釈するために思考を整理し統合する点は，すべての研究者の考え方に共通していると考え

られます．また，人が主体的に生きていくために，リフレクションは欠かせない営みであると考えます．

研究者によってフレクションの考え方はさまざまですが，自己を見つめ直すこと，自己の経験を解釈することを含むという点は共通しているようです．

4）リフレクションに必要なスキル

　池西ら（2018）は，リフレクションに必要なスキルとして，①自己への気づき，②描写，③批判的分析，④総合，⑤評価，そして，⑥状況への関心，⑦対話をあげています（**表6-2**）．

　これらのスキルに不足がある場合には，リフレクションを十分に行えないと考えられます．自分の弱点や欠点を認められない場合や，遭遇した出来事を整理して説明できない場合には，リフレクションはできません．リフレクションに必要なスキルは，クリティカルシンキングの態度や能力にも共通していると考えられます．クリティカルシンキングのほうはより論理性を強調している一方，リフレクションは感情などにも着目しているところが特徴であると考えます．

表6-2　リフレクションに必要なスキル

自己への気づき self awareness	信念，価値観，認識，感情，強みや弱みなどを含む自分自身を意識することであり，自分を知ること
描写 description	通常，語りないし文章の形態をとる．実践のなかから重要な出来事を想起して，それに値する事柄を再収集し，表現すること
批判的分析 critical analysis	自分の実践の傾向や影響を与えた要因を明らかにするために，状況に関連している知識の存在，感情やその感情の影響，そこでの問題や課題，その他の行動の選択肢などを探究すること
統合 synthesis	分析した内容や要素をまとめ，問題の本質や解決方法などの結論を導くこと
評価 evaluation	物事の価値やよしあしを判断すること

（Atkins & Murphy, 1993）

状況への関心	直面する状況に自分自身を投じる姿勢
対話	自分自身に対する語りかけ，他者との対話を通して自己と向き合うこと

（池西ら, 2018）

リフレクションを十分に行うには，必要となるスキルがあります．

5）リフレクションの方法

　ギブス（Gibbs G）は，コルブの経験学習理論を基盤として，行動から学ぶための6つの段階をリフレクティブサイクル（reflective cycle）（Gibbs, 1988）として示しました（**図6-5**）．

　このサイクルを利用して，自分自身が気になった体験について振り返ってみましょう．ただし，このサイクルに固執しすぎると自由で創造的な振り返りを阻害する可能性もありますので，ゆるやかに活用してください．

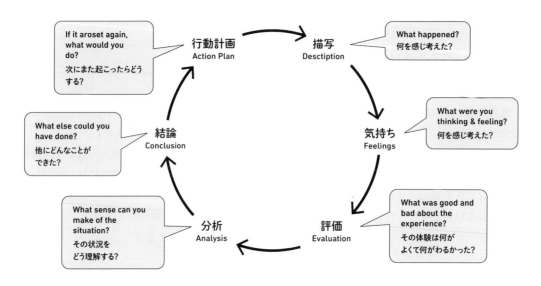

図6-5　Gibbs のリフレクティブサイクル（Gibbs, 1988）

　他の人のリフレクションを促すためには，対話を意識してかかわることが重要です．中原ら（2009）は，対話は雑談や議論とは異なり，自由な雰囲気のなかでの真剣な話しあいであり，可能性を探り，再吟味するという方向に進むという特徴があることを述べています．そこから，次のようなかかわりが必要だと考えます．

●日常性を重視し，その人の気づきや気がかり，問題となったことからアプローチする

　日頃の「あれ」「おや」などの気がかり，困難を大事にしてみてください．何となく流れて，そのままうまくいったり，対応できたりしたときのことを意識してみましょう．「できた・できない」という結果のみにとらわれず，何に対して気がかりを感じていたのか，そのときにどのようにその状況をとらえていたのか，何を感じ，考え，行動したのかというプロセスに視点を置いてみましょう．

●相手の考えに耳を傾け，受けとめる

　相手の考え方を受けとめるステップが大事です．どうしてそのように考えたのかというプロセスを確認することが必要で，最初からこうしたほうがよいといった助言はしないほうがよいです．また，相手が語るときには，うまく表現できていない場合もあることを念頭に置きつつ，誤解がないかを確認しながら聴きましょう．

●疑問に思ったことを問い，確認する

　相手の思考や行動について疑問に思ったことは質問してみましょう．「きっとこういうことなんだろうな」と予測できても，あえて尋ねて説明してもらうようにしてください．尋ねられて語るなかで相手は自分の考えを整理できます．

　一方，問われたことには答えを出さなければなりませんが，相手が答えにくいようであれば，それ以上，聞き返す必要はありません．語ることで自分をさらけ出すことは，その人にとって脅威にもなりうることを認識しながら尋ねていきましょう．詰問にならないようにしましょう．

●自分の意見を率直に語ってみる

　相手の話をよく聞いたら，相手の思考や行動に対して，よしあしを決めることなく，自分が感じたこと，考えたことを伝えていきましょう．そのときに，自分の考えは解答ではないこと，あくまで自分の意見であるということを相手に伝えましょう．感じたこと，実感したことを伝えることが重要で，あまり論理的である必要はないですし，解決策を伝える必要もありません．

●対等な関係でお互いを支援できるような環境を整える

　語ることを強要するような圧力が働くと素直な語りができないですし，十分に聴くこともできません．日常のなかで，気がかりや困ったことを何気なく打ち明けられるような，弱さを引き受けられる環境を整えることが重要です．

> 他の人のリフレクションを促すためには，対話を意識してかかわることが重要です．

● 文献

・Alfaro-LeFevre R(1995)/江本愛子訳(1996):看護場面のクリティカルシンキング.医学書院.

・Alfaro-LeFevre R(2008)/本郷久美子監訳(2012):基本から学ぶ看護過程と看護診断.第7版,医学書院.

・American Nurses Association (2010):Nursing: Scope and Standards of Practice.2ed,American Nurses Publishing.

・Atkins S,Murphy M(1993):Reflection - a review of the literature.Journal of Advanced Nursing,18(8): 1188-1192.

・Bandman EL,Bandman B (1995): Critical Thinking in Nursing.2ed,Appleton & Lange.

・Bulman C,Schutz S(2013)/田村由美,池西悦子訳(2015):看護における反省的実践.原著第5版,看護の科学社.

・Burns S,Bulman C(2000)/田村由美,他訳(2005):看護における反省的実践 専門的プラクティショナーの成長. ゆみる出版.

・Dewey J(1933):How we think.in "The Later Works of John Dewey vol 8" (1986),pp105-352,Southern Illinois University Press.

・Gibbs G (1988):Learning by Doing - A guide to teaching and learning methods.Further Education Unit, Oxford Brookes University.

・Ingham-Broomfield B(2020):A nurses' guide to using models of reflection.Australian Journal of Advanced Nursing,38(4):62-67.

・Knowles M(1980)/堀薫夫,三輪建二訳(2002):成人教育の現代的実践 ペタゴジーからアンドラゴジーへ.鳳書 房.

・Kolb DA(1984):Experimental Learning.Prentice Hall.

・Mezirow J(1978a):Education for perspective transformation - Women's re-entry programs in community colleges.Teacher's College,Columbia University.

・Mezirow J(1978b):Perspective transformation.Adult Education,28:100-110.

・Mezirow J(1990):How critical reflection triggers transformative learning.In "Fostering Critical Reflection in Adulthood".Mezirow J ed,pp1-20,Jossey-Bass Publishers.

・Miller MA,Babcock DE(1996)/深谷計子,羽山由美子監訳(2002):看護にいかすクリティカルシンキング.医学 書院.

・Powell JH(1989):The reflective practitioner in nursing.Journal of Advanced Nursing,14(10):824-832.

・Rubenfeld MG,Scheffer BK(1995)/中木高夫,他監訳(1997):クリティカルシンキング看護における思考能力 の開発.南江堂.

・Schön D(1983)/柳沢昌一,三輪建二訳(2007):省察的実践とは何か プロフェッショナルの行為と思考.鳳書房.

・Schön D(1995)/佐藤学,秋田喜代美訳(2001):専門家の知恵 反省的実践家は行為しながら考える.ゆみる出版.

・Zechmeister EB,Johnson JE(1992)/宮元博章,他訳(1996):クリティカル・シンキング《入門篇».北大路書房.

・池西悦子,田村由美 (2018):リフレクション.「看護学テキストシリーズNiCE 看護教育学 看護を学ぶ自分と向 き合う」.グレッグ美鈴,池西悦子編集,南江堂.

・江本愛子,野地有子(1996):対談 看護にいかすクリティカルシンキング.医学界新聞,1996年11月4日2214号.

・楠見孝(2017):クリティカルシンキングの概念.「看護におけるクリティカルシンキング教育 良質の看護実践を 生み出す力」.楠見孝,津波古澄子,医学書院.

・楠見孝 (2018):リテラシーを支える批判的思考 読書科学への示唆.読書科学,60(3):129-137.

・竹川慎哉(2010):批判的リテラシーの教育 オーストラリア・アメリカにおける現実と課題.明石書店.

・津波古澄子(2017):看護教育におけるクリティカルシンキング.「看護におけるクリティカルシンキング教育良 質の看護実践を生み出す力」.楠見孝,津波古澄子,医学書院.

・中原淳,長岡健(2009):ダイアローグ 対話する組織.ダイヤモンド社.

・本田多美枝(2001):看護における「リフレクション」に関する文献的考察.Quality Nursing,7(10):53-59.

・本田多美枝(2003a):Schön理論に依拠した『反省的看護実践』の基礎的理論に関する研究 第一部 理論展開.日 本看護学教育学会誌,13(2):1-15.

・本田多美枝(2003b):Schön理論に依拠した『反省的看護実践』の基礎的理論に関する研究 第二部 看護の具体 的事象における基礎的理論の検討.日本看護学教育学会誌,13(2):17-33.

- 道田泰司(2001):批判的思考の諸概念 人はそれを何だと考えているか?.琉球大学教育学部紀要,59:109-127.
- 道田泰司(2015):近代知としての批判的思考 定義の変遷をたどる,「ワードマップ 批判的思考 21世紀を生きぬくリテラシーの基盤」.楠見孝,道田泰司編著,新曜社.
- 文部科学省(2017):看護学教育モデル・コア・カリキュラム~「学士課程においてコアとなる看護実践能力」の修得を目指した学修目標~.大学における看護系人材養成の在り方に関する検討会.

7 教授方法

　教授方法には，カンファレンスやロールプレイなど，長年使われているものもあれば，最近になって使われはじめたバーチャルリアリティを活用した方法もあります．これらは，みなさんも名前を聞いたことがあるのではないでしょうか．

　どの教授方法もさまざまな分野で使われていますが，ここでは，教育現場でどのように活用されているか見ていきましょう．

1. カンファレンスとグループディスカッション

　カンファレンスという言葉は，耳にしたことがあると思います．実習中に学生が主体となって行うカンファレンスや，臨床現場で看護師たちが行うカンファレンスを体験（見学）したこともあるのではないでしょうか．いずれのカンファレンスにおいても，テーマに沿った話しあいが行われます．

　ディスカッションは，カンファレンスなどに用いられる教授方法のひとつで，辞書（広辞苑第6版）には「討議．討論．」という意味が記されています．グループディスカッションの目的は，「参加者が異なる意見を出し合うことを通じて，ある主題をめぐっての知的理解と思考を深めること」（中谷，2010, p84）です．

1）準備と実施

　カンファレンスの時間を有意義にするためには，事前の準備が必要です．カンファレンスで話しあうテーマについて，文献や資料をもとに情報を整理します．自らの体験がテーマになる場合は，その体験が参加者に伝わるようにまとめた資料を準備して配布するとよいでしょう．その資料には，テーマを設定した理由と話しあいたい具体的な内容も記載します．時間に余裕があれば，開催前に参加者へ配布し，あらかじめ目を通しておいてもらうと，当日の導入がスムーズになります．

　カンファレンスでは司会者を決めて進行します．目的に応じてタイムキーパーや記録係を決めることもあります．テーマ提供者による説明から開始し，参加者で意見を交換し，話しあわれた内容をまとめて終了となります．

カンファレンスを成立させるための要素として，川島ら（2008, p62）は，次の4つをあげています．

① テーマの絞り込みや参加者の関心をひく明確な議題
② それぞれに違った意見をもつ参加者と主体的な参加の仕方
③ 許容的で自由な雰囲気
④ カンファレンスの展開をリードする司会者とそのリーダーシップ

②としては，カンファレンスを司会者まかせにせず，参加者としての責任を自覚し，「どういう行動をとれば，グループに貢献できるだろうか」（p69）と考えながら発言をすること，「感情的にならずに冷静に相手の意見を聞いたうえで自分の考えも相手にわかるように伝える」（p69）ことが大切です．しかし，一朝一夕にできることではありません. 4つの要素を意識しながらカンファレンスに参加し，実践を重ねていきましょう．

> 時間に余裕をもって事前準備をし，意識しておくべき4つの要素を確認してカンファレンスに参加しましょう．

2) カンファレンスの意義

カンファレンスの経験から獲得できる能力として，村本（2001, pp12-14）は，次の5つをあげています．

① 自ら行動する主体的能力の獲得
② 多角的な立場でものごとをみる必要性があるという認識
③ 結論づけることが困難な内容を保留しながら思考を継続していく大切さの理解
④ 批判的にものごとをみていく力（critical thinking）・思考する力がつくこと
⑤ 表現能力を鍛えることができること

看護学教育の授業（演習や実習）で行われるカンファレンスでは，明確な結論を出せないテーマ，結論を明確にすることが重要ではないテーマを扱うことが少なくありません. たとえば，看護倫理に関するカンファレンスがそうです. 参加者たちが思いや考えを巡らせ，率直で自由な意見交換をする経験を重ねることで，一人ひとりのテーマへの理解が深まり，発見や不足している学習への気づき，新たな探究的な学習へとつながっていきます．

> 結論の出ないテーマもありますが，思いや考えを巡らせることがカンファレンスの意義です．

2. ロールプレイ

　ロールプレイは，ある場面において設定された役割（ロール）を演じる（プレイ）ことで，自分とは異なる立場の人の体験を理解したり，対応方法を検討したりすることをおもな目的としています．看護教育では看護技術の演習に用いられることが多く，講義で学んだ知識や技術をロールプレイで実演し，そうすることで，知識・技術をどのように対象者へ提供するかといった態度の側面も学習することができます．

　ロールプレイは，大きく分けて3つのステップで行います．

1）場面と役割の設定

　学習目標に沿ってロールプレイを行う場面と役割を決定します．看護教育では，臨床現場でよくみられる場面や学習者の実際の体験を再現した場面を設定し，看護師役と患者役を演じることがあります．また，少し先の授業（実習など）を見据えて，役立つ内容を場面に盛り込むこともあります．

　いずれの場合も教員は，何を何のためにロールプレイしようとしているのかを明確にして学生に伝えます．そうすることで，学生もやってみようという気持ちになります．

　場面と役割の設定で注意すべきことは，学生が演じられないような難しい内容を設定しないことです．たとえば，実習を経験していない1年生は，病院で働く看護師や入院している患者の様子をイメージすることが難しく，ロールプレイの場面や役割を伝えただけでは実演できないでしょう．このような場合，教員は，学生のこれまでの学習状況をふまえて，習った知識をいかせる部分とそうでない部分を見極め，イメージしづらい部分は，はじめに教員が演じてみせる方法をとります．もしくは，模擬患者（simulated patient）として経験のある人やプロの役者に依頼する方法もあります．学生がイメージしやすいように，場面と役割を提示することが大切です．

　役割には，看護師役，患者役，観察者役などがあり，全員の学生がすべての役割を交代で体験できるようにします．看護技術の習得が目的の場合は，看護技術の一連の流れをテキストに沿って案内し，演習を進める役割を担うガイド役も設定します．

> 学生が演じられない難しい設定は避け，場面と役割をイメージしやすいよう工夫して提示します．

2) 実演

　実演を始める前に，どのように役割を演じるかについて考える時間をとります．詳細な役づくりのためのメモをとったり，具体的なセリフを書いたりします．メモなどを見ずに演じられるとよいですが，難しい場合は，すぐに見られるように手元に置いておくこともあります．

　リアリティのある状況をつくることもロールプレイを成功させる要因のひとつです．役割を演じることは少なからず恥ずかしさがありますが，実際の場面に近い場づくりや雰囲気づくりをすることで，役に入りこみやすくなります．

　観察者役は，実演の様子をながめて，気づいたことを書きとめておきます．演者の言葉だけでなく，表情や仕草にも注目します．ロールプレイを客観的に見ることで，演者が無意識に行ったこと，緊張して覚えていないこともとらえることができます．

> 詳細な役づくり，具体的なセリフ，実際の場面に近い雰囲気づくりなど，実演しやすい工夫をします．

3) 振り返り

　終了したら，実演して感じたこと，考えたことなどを一人ひとりが整理します．ワークシートを準備しておいて，書きながら整理するとよいでしょう．個人のまとめができたら，一緒にロールプレイを行ったメンバーと共有します．それぞれの振り返りを共有することで，ロールプレイの場面をさまざまな角度からとらえ直すことができます．メンバー同士で共有した後は，何人かに発表してもらい，クラス全体で共有します．

　筆者がこれまでに行った授業では，ロールプレイの場面を録画し，クラス全員で共有し，互いにポジティブなフィードバックを交わしました．授業後の感想では，新たな気づきと学びの深まりがみられました．

　学生が自らの体験を自由に振り返るとともに，学習目標に沿って，教員が振り返りの視点を提示することもあります．たとえば，患者が入院している環境について学ぶ単元では，病室を再現し，看護師が訪室して患者とコミュニケーションをとる場面を実演します．そして，振り返りでは，「患者の安全という視点から，どのようなかかわりが求められているか」を考える視点を投げかけます．

　振り返りは，ロールプレイという授業がどうであったかを評価する側面があることから，学習目標に沿った評価と，学習目標以外の学生の学びに注目し，次の授業にいかしていきます．

> 学生にロールプレイの体験を自由に振り返ってもらって，あわせて，教員が振り返りの視点を投げかけることもあります．

3. ケースメソッド

　ケースメソッドは，アメリカのハーバード大学ビジネス・スクール（経営大学院；HBS）で1900年代の初頭に開発された教育方法です（Barnes et al, 1997/1997, p2）．ケースメソッドを用いた授業では，ケース（事例）をもとにさまざまな角度から問題点を分析し，ディスカッション（討論）しながら進められます．ケースメソッドを用いた授業とは，ディスカッション（討論）形式の授業です．

　看護の授業や研修でも用いられています．公衆衛生看護の演習，緩和ケア論（学生の死生観の構築）の講義，精神看護学実習の指導者セミナーにケースメソッドを活用した結果，学習目標の達成に役立ったこと，課題解決能力が向上したことが報告されています（渡邊ら，2017；松田ら，2015；戸田ら，2019）．

1) ケースメソッドのプロセス

(1) 個人予習

　学生は，事前に提示されるケースとディスカッションの設問について，個人予習として自分一人で考えます．所要時間は1ケースあたり3時間前後を必要とします．また，ケースには，客観的事実（おもに問題状況）が書かれ，作成者の分析や考察はいっさい書かれていません．

　ケースメソッドを用いた授業には予習が必須で，授業当日は事前準備が整っていることを前提に授業が進んでいきます．

(2) グループ討議

　クラスを10名程度の小グループに分けて，グループ討議を行います．個人予習の内容を自由に意見交換しますが，グループ内の意見をまとめる必要はなく，むしろメンバー間でどのように意見が違うのかを知ることが大切にされます．また，ケース教材には専門知識がないと理解しにくいものも含まれるため，グループ内で教えあうことも推奨されています．グループ討議は約90分行われます．

(3) クラス討議

　教員が加わり全員が一堂に会して，クラス討議を行います．教員が進行役を務め，学生に主体的に討議させつつも，この討議を通して学生に考えてほしいこと，学んでほしいことに取り組ませるために，舵取りを行います．

　また，教員は，結論を出すことはせず，学生一人ひとりが導き出す答えを大切にします．つまり，ディスカッションの結論は参加者の数だけあることになります．

> ケースメソッドでは，グループ討議やクラス討議も行いますが，意見の違いが大切にされ，結論も参加者の数だけあります．

2) ディスカッション（討論）形式の授業の基本原則

Barnes et al（1997/1997, p34）は，ディスカッション（討論）形式の授業の原則として次の4つをあげています．

① 討論授業は教員と学生との協働作業（コラボレーション）であり，双方がともに，教える責任と力，および学ぶ喜びを共有する

② 討論授業の教室は，単なる個々人の集まりから，価値と目的を共有する"学びの共同体"に進化しなければならない

③ 学生と盟友になることによって，教員は，学生自らの手で授業内容を学んでいく力を与えられる

④ ディスカッション・リーダーシップでは，討論する内容およびそのプロセスの双方をつかさどる能力が必要である

この4つの原則に沿って，まず教員と学生の上下関係ではない対等な関係を築くことが大切です．そして，互いを尊重しあう姿勢をもつことで自由な意見交換が行われ，学生が主体的に学びを深めることができます．

> 教員との対等な関係，尊重しあう姿勢によって，学生は主体的な学びを深められます．

4. コンセプトマップ

コンセプトマップは，1980年代にアメリカの教育者であるNovakら（1984/1992）が開発したもので，概念（コンセプト）の関係を構造的・体系的に図式化したものです．コンセプトマップは，物事の理解や解釈，判断を外在化し，視覚化できる方法で，教育現場をはじめ，さまざまな分野で活用されています．日本語では，概念地図や概念構造と訳されます．

図7-1は単純な例です．2つの概念を線で結び，概念間の関係を言葉で示し，図式化しています．コンセプトマップで概念間の関係を示す方法は，線だけでなく矢印で示す，同じ特徴をもつ概念を線で囲むなど，さまざまであり，自由に表現できます．

図7-2は，清潔援助技術のコンセプトマップで，複数の囲み枠と線で記されています．概念は四角で囲み，概念を構成する要素は楕円で囲まれています．一部の概念間の関係は言葉で示されています．このように，構造化された概念が視覚的にとらえられるよう工夫されているのがコンセプトマップです．

　概念間の関係をとらえる視点には，互いに接近している，あるいは互いに相手を説明している関係にある，類似した結果，あるいは類似した目的をもっている，段階，過程，推移，変遷，経緯，進行，前提関係のごとく整理，あるいは配列されている（佐藤, 1996, p103）などがあります．

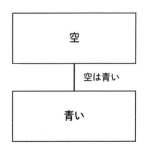

図7-1　コンセプトマップ（福岡, 2002, p25, 図3.）

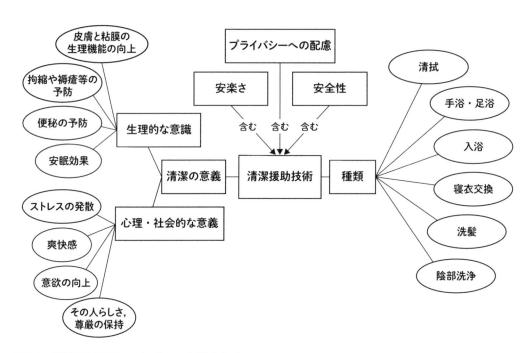

図7-2　清潔援助技術のコンセプトマップ（筆者作成）

1）コンセプトマップの活用

コンセプトマップの活用方法は，大きく分けて3つあります（福岡, 2002, pp26-27；藤本, 2010, pp90-91；佐藤, 1996, p89）．

1つ目は，教授ツールとしての活用です．教授内容や学習内容をコンセプトマップ化し，カリキュラム開発や教材開発，学習診断・評価の問題作成（テスト開発）などの基盤にすることができます．教員は教授内容を構造化・体系化し，概念相互のつながりをふまえたうえで学習指導案を作成でき，学生の理解が深まります．

2つ目は，学習ツールとしての活用です．教員の助言を受けながら学生自らがコンセプトマップを作成することで，概念の相互関係の有無，概念の階層性を考えながら，頭のなかで概念を構築したり再構築したりできます．

3つ目は，評価ツールとしての活用です．授業前に，学生がすでに習っている知識や関係性の理解度を把握する診断的評価の手段になります．授業後にも学生にコンセプトマップを作ってもらうことで，授業内容をどれくらい構造化してとらえているかがわかり，理解の深まりを把握する総括的評価として活用できます．また，学生自身も，わかっていることとわからないことを確認でき，自己評価することができます．他の学生が作ったコンセプトマップとの類似点や相違点を見つけて相互評価することもできます．これらの評価結果をもとに，教員は授業の構成を見直し授業内容を検討します．そして，学生は改善に向けた取り組みや次の目標を設定します．

> コンセプトマップは，学習そのものだけでなく，教員の授業準備や，学生の自己評価にも役立ちます．

2）看護とコンセプトマップ

みなさんが実習でよく作成する，患者の疾患や治療を整理するための病態関連図，患者の全体像を把握するための全体関連図は，コンセプトマップに類似しています．病態関連図では，キーワードをあげ，関係性を矢印でつなぎ，図式化することで，収集した情報の整理と理解に役立てられています．

授業後，学生にコンセプトマップを作成してもらう効果については，いくつかの報告があります．たとえば，基礎看護技術の「筋肉注射」の授業の学習成果を分析した研究では，「学生は，コンセプトマップを作成することにより，自己の学習内容を確認でき，必要な知識を相互に関連づけ，さらに知識と技術の関連について理解していた」（浅川ら，2008）ことが明らかになっています．また，大串ら（2019）は，授業内容のまとまりごとに学生にコンセプトマップを作ってもらったところ，知識が積み重ねられている様子を視覚的に確認でき，これは従来の試験や課題では把握できなかった点であると述べています．

授業におけるコンセプトマップの活用は，教員にとっては学生の学習の定着状況を知る手がかり

となり，学生にとっては学びのまとめと不足部分の自覚につながるとともに，構造化された図式を客観的に見ることで概念間の新しい関係に気づくことにもつながります．

病態関連図も全体関連図もコンセプトマップに類似するものです．図式化してみることの利点がわかりますね．

5. シミュレーション教育

シミュレーション教育は，学生の能動的な学習を支援する教育方法のひとつで，「実際の臨床場面を模擬的に再現して，その学習環境下で学生が実際に経験し，それを振り返り知識と技術を統合していくことから実践力を向上させる教育」（阿部, 2013a）です．

1）シミュレーション教育の目的と種類

シミュレーション教育の目的には2つの側面があります．1つ目は，トレーニング（学習）としての側面で，「看護専門職としての知識・技術・態度の強化（実践力強化），それらの統合を目的」（阿部, 2013b, p57）としています．2つ目は，「実際の臨床場面ではできない，実践力の評価を目的」（阿部, 2013b, p57）とした側面です．

さらに，トレーニング（学習）としてのシミュレーション教育は，大きく3種類に分かれます（阿部, 2013b, pp62-63）．

1つ目はタスク・トレーニングといい，バイタルサインズの測定や体位変換，車椅子移乗，静脈血採血などの基本的な看護技術について，手順を覚えるまで繰り返し練習するシミュレーション学習です．「個人レベル，チームレベル双方での学習が可能」（阿部, 2013b, p62）であり，「自己やチームが陥りやすい傾向を見つめる学習機会」（阿部, 2013b, p62）になります．

2つ目はアルゴリズム・ベースド・トレーニングといって，「危機的な状況下において質が保証された医療を提供するために，標準化されたプロトコールを医療者が身につけるためのトレーニング」（阿部, 2013b, p62）です．たとえば，ガイドラインにもとづいて実施する救命処置や蘇生法，災害時のトリアージなどがあります．

3つ目はシチュエーション・ベースド・トレーニングです．医療現場の特定の状況を模擬的につくり，設定された課題に取り組むシミュレーション学習です．学習目的に沿ってさまざまな状況を設定することができます．たとえば，フィジカルアセスメント，術後の観察，複数の患者を受け持った場合の多重課題への対応などがあります．課題解決に向けた「問題解決型の思考や，実際の看護に至る思考過程（臨床判断）のトレーニング，チーム連携の強化など実践に活かせる学習が可能」（阿部, 2013b, p63）です．

2）シミュレーション教育の流れ

シミュレーション教育は**図7-3**の流れで行われます．

学生は事前学習に取り組みます．ブリーフィングでは，教員は学生と目標を共有し，シミュレーションを行う環境の説明，学習上のルールなどを説明し，学生が理解したうえでシミュレーションセッションを実施します．

実施後のデブリーフィングセッションは，「学生が新しい知識やみずからの課題に気づき，シミュレーションセッションにおける失敗も含めた学びを整理」（阿部, 2013b, p61）する「シミュレーション教育の核となる部分」（阿部, 2013b, p61）です．「実際に体験した学習者と周囲で観察していた学習者らが主体的にディスカッションします」（阿部, 2013a, p11）．指導者もフィードバックを行い，学生の学びを支援します．

最後に評価とまとめでは，シミュレーション全体の学習成果について学生と教員が評価を行います．

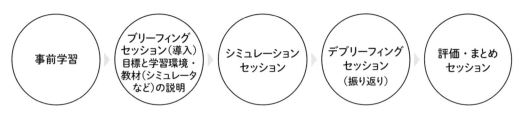

図7-3　シミュレーション教育の流れ（阿部, 2013b, p61, 図2-1.）

3）シミュレーション教育の利点と限界

阿部（2013a, pp17-18）は，シミュレーション教育の利点について，実際の患者ではないため失敗を学びに変えることが許された学習であること，目標にあわせた状況設定が可能であること，再現性があること，処置やケアを一時中断して補足説明や振り返りが行えること，録画が可能であることをあげています．

一方，シミュレーション教育の課題については，患者の尊厳や安楽を尊重したかかわりや五感を使った看護実践が十分にできないこと，シミュレーションでの成功を臨床での成功と混同する可能性があることなどをあげています．これらの課題は，教員が意識して学生にかかわることが重要になります．学生の学びを支援できる教員のスキルアップは課題のひとつであり，セミナーの開催や指導者の養成が進められています．

● 文献 ──

・Barnes LB,et al(1997):Teaching and the case method.3ed./髙木春夫訳(1997):ケースメソッド 実践原理 ディスカッション・リーダーシップの本質.ダイヤモンド社.

・Novak JD,Gowin DB(1984):Learning how to learn./福岡敏行,弓野憲一訳(1992):子どもが学ぶ新しい学習法 概念地図法によるメタ学習.東洋館出版.

・阿部幸恵(2013a):看護のためのシミュレーション教育 はじめの一歩ワークブック.日本看護協会出版会.

・阿部幸恵(2013b):臨床実践力を育てる!看護のためのシミュレーション教育.医学書院.

・浅川和美,他(2008):筋肉内注射における構造学習法の試み コンセプトマップ作成を通しての学生の学び.日本看護技術学会誌.7(2):22-29.

・大串晃弘,他(2019):科目「疾病論」におけるコンセプトマップを用いた授業デザイン 学生の効果的かつ効率的な学習の促進をめざして.看護教育,60(10):858-862.

・川島みどり,杉野元子(2008):看護カンファレンス.医学書院.

・佐藤隆博(1996):教師のための「21世紀教育大学院講座」1 構造学習法の入門 コンセプトマッピング・アプローチ.明治図書出版.

・竹内伸一(2010):ケースメソッド教授法入門 理論・技法・演習・ココロ.慶應義塾大学出版会.

・戸田岳志,米元富貴代(2019):ケースメソッドを用いた精神看護学実習指導者セミナーの効果.日本看護学教育学会誌,29(1):13-21.

・中谷文美(2010):グループ討論をする授業.「やわらかアカデミズム・‹わかる›シリーズ よくわかる学びの技法」.田中共子編,第2版,ミネルヴァ書房.

・福岡敏行(2002):コンセプトマップ活用ガイド マップでわかる!子どもの学びと教師のサポート.東洋館出版.

・藤本和久(2010):概念地図法.「やわらかアカデミズム・‹わかる›シリーズ よくわかる学びの技法」.田中耕治編,第2版,ミネルヴァ書房.

・松田武美,他(2015):看護学生の死生観の構築を目指して ケースメソッド演習後の学生の学びに焦点をあてて.新潟青陵学会誌,8(2):19.

・村本淳子(2001):わかる授業をつくる看護教育技法2 討議を取り入れた学習法.医学書院.

・渡邉路子,他(2017):ケースメソッドを取り入れた公衆衛生看護技術演習の効果と課題.新潟青陵学会誌,9(1):53-62.

Part 2

看護職の免許取得と
教育のしくみについて
考える

Chapter

8

看護教育制度

　みなさんが看護師になろうと決めたとき，どんな進路を考えました
か？ 高等学校を卒業した後，大学に行くのがよいか，短期大学がよ
いか，それとも専門学校がよいのかと迷った人もいるでしょう．他に
も，高等学校から5年間の教育を受けて看護師になるコースや，准看
護師から看護師になるためのコースもあって，看護師になる方法は非
常に複雑です．

　ここでは，看護の教育制度について学んでいきます．

1. 看護師等の免許を取得できる教育機関

　看護師免許を取得できる教育機関（看護師学校養成所）を整理すると，**図8-1**のようになります．

　准看護師が看護師免許を取得するための教育機関もあり，非常に複雑であることがわかります．
後で詳しく説明しますが，看護師は厚生労働大臣が発行する国家資格で，准看護師は都道府県知事
が発行する免許です．

　また，保健師免許と助産師免許を取得できる教育機関を整理すると，**図8-2**のようになります．
看護師免許を持っていることが前提になっていますので，さらに多様で複雑です．

　看護師，保健師・助産師の養成制度は多様で複雑ですが，整理した
図をよく確認しておきましょう．

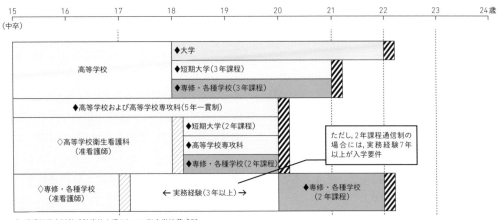

◆　看護師国家試験受験資格を得るための指定学校養成所
◇　准看護師都道府県知事試験受験資格を得るための指定学校養成所
▨　准看護師都道府県知事試験(都道府県)
▨　看護師国家試験

図8-1　看護師養成制度(令和2年5月1日現在)
文部科学省ウェブサイト:看護師等医療技術者・福祉系人材の養成. 医療技術者養成制度の主な概要. をもとに作成
https://www.mext.go.jp/content/20210323-mxt_igaku-000006024_1.pdf

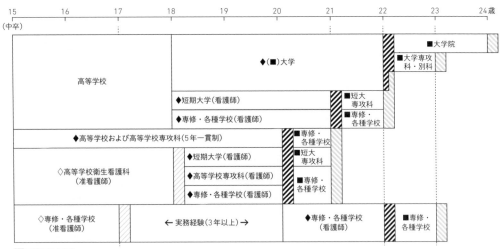

▨　看護師国家試験
▨　保健師または助産師国家試験
◆　看護師国家試験受験資格を得るための指定学校養成所
◇　准看護師都道府県知事試験受験資格を得るための指定学校養成所
■　保健師または助産師国家試験受験資格を得るための指定学校養成所
□　部分は看護師と同じ

図8-2　保健師または助産師養成制度(令和2年5月1日現在)
文部科学省ウェブサイト:看護師等医療技術者・福祉系人材の養成. 医療技術者養成制度の主な概要. をもとに作成
https://www.mext.go.jp/content/20210323-mxt_igaku-000006024_1.pdf

2. 看護教育制度とは

　教育制度は，「教育の目的を達成するための社会的に公認された組織（人と物との体系的配置）」（桑原, 1982）と定義されます．"社会的に公認された組織"とは，一般的には法規で認められている組織をさします．この定義から，看護教育制度とは，「看護教育の目的を達成するための，法規によって社会的に公認された組織」といえます．

　看護教育に関係する法規について考えるときには，①学校制度，②看護師等の免許取得制度，という2つの視点があります．

　それから，看護師は生涯にわたる自己研鑽が必要な専門職ですので，看護師の免許を取得するまでの看護基礎教育と，看護師の免許を取得した後の看護継続教育，という視点も必要です．

　看護継続教育はChapter12「看護職の生涯教育・生涯学習」で説明しますので，ここでは看護基礎教育の範囲で「学校制度」と「看護師等の免許取得制度」から見ていきます．

> 看護師等の免許を取得するための教育制度（看護基礎教育）を「学校制度」と「看護師等の免許取得制度」の視点で見ていきます．

3. 学校制度

1) 学校教育法での学校種別

　学校制度とは，学校教育の目的を達成するために合理的に組織された，組織・構造・作用の総合的システムで（桑原, 1991），日本の学校制度は「学校教育法」にもとづいて決められています．

　学校教育法の第1条で，学校について規定されています．

> **学校教育法　第1条**
> 　この法律で，学校とは，幼稚園，小学校，中学校，義務教育学校，高等学校，中等教育学校，特別支援学校，大学及び高等専門学校とする．

　短期大学や大学院は，第1条の大学に含まれています．なお，第1条に規定されている学校を1条校とよぶことがあります．高等専門学校とは，中学校教育を基礎に，実践的・創造的技術者を養成する高等教育機関[※1]で，「高専」ともよばれます．専門学校と名称が似ていますが，まったく異なる学校です．

※1 文部科学省ウェブサイト（高等専門学校（高専）について）．
https://www.mext.go.jp/a_menu/koutou/kousen/

専門学校は，学校教育法の第124条にある専修学校のうち，専門課程を置く教育機関のことです．専門課程とは，高等学校の教育を基礎に行われる教育課程のことです．

学校教育法　第124条

第1条に掲げるもの以外の教育施設で，職業若しくは実際生活に必要な能力を育成し，又は教養の向上を図ることを目的として次の各号に該当する組織的な教育を行うもの（当該教育を行うにつき他の法律に特別の規定があるもの及び我が国に居住する外国人を専ら対象とするものを除く.）は，専修学校とする．

第125条

専修学校には，高等課程，専門課程又は一般課程を置く．

②専修学校の専門課程においては，高等学校若しくはこれに準ずる学校若しくは中等教育学校を卒業した者又は文部科学大臣の定めるところによりこれに準ずる学力があると認められた者に対して，高等学校における教育の基礎の上に，前条の教育を行うものとする．

第126条

②専門課程を置く専修学校は，専門学校と称することができる．

ごく少数ですが，看護師養成所のなかには，各種学校として認可されているものもあります．各種学校は学校教育法第134条に規定されています．各種学校は専門学校の名称を使えませんので，高等看護学院といった名称を使っています．ただし，その後に専門学校として認可された場合でも名称を変えないことがあり，学校名のみでは判断できません．

学校教育法　第134条

第1条に掲げるもの以外のもので，学校教育に類する教育を行うもの（当該教育を行うにつき他の法律に特別の規定があるもの及び第124条に規定する専修学校の教育を行うものを除く.）は，各種学校とする．

大学，専門学校（専修学校），各種学校などの違いを覚えておきましょう．

2）学校種別による目的の違い

教育制度の定義に"教育の目的を達成するため"ということが含まれていました．大学，短期大学，専修学校は，学校教育法にその目的が示されています（**表8-1**）．

保健師や助産師は大学院での養成も始まっているので，大学院もあわせて掲載します．

表8-1 学校教育法に示された学校種別による目的の違い

学校 （学校教育法の条項）	目的
大学 第83条第1項	学術の中心として，広く知識を授けるとともに，深く専門の学芸を教授研究し，知的，道徳的及び応用的能力を展開させることを目的とする.
短期大学 第108条第1〜3項	第83条第1項（大学の目的）に掲げる目的に代えて，深く専門の学芸を教授研究し，職業又は実際生活に必要な能力を育成することを主な目的とすることができる.
専修学校 第124条	第1条に掲げるもの以外の教育施設で，職業若しくは実際生活に必要な能力を育成し，又は教養の向上を図ることを目的として次の各号に該当する組織的な教育を行うものは，専修学校とする.
各種学校 第134条	第1条に掲げるもの以外のもので，学校教育に類する教育を行うもの（当該教育を行うにつき他の法律に特別の規定があるもの及び第124条に規定する専修学校の教育を行うものを除く.）は，各種学校とする.
大学院 第99条第1項	大学院は，学術の理論及び応用を教授研究し，その深奥をきわめ，又は高度の専門性が求められる職業を担うための深い学識及び卓越した能力を培い，文化の進展に寄与することを目的とする.

表8-1にある目的を看護教育にあてはめてみましょう.

看護大学であれば，専門となる看護学を教授研究し，幅広い教養とともにそれらにもとづいた道徳的な判断をし，さまざまな状況に応用できる能力を身につけることをめざします．研究について書かれていることがポイントです.

看護専修学校（看護専門学校）であれば，看護師になるために必要な能力の育成，教養の向上をめざします．目的に，研究については書かれていません.

短期大学には，大学と専修学校の中間に位置づくような目的があります．看護短期大学であれば，専門となる看護学を教授研究するとともに，看護師になるため必要な能力を育成することをめざします.

> 短期大学は，第二次世界大戦後の新しい学校制度のなかで，昭和25（1950）年に暫定的な制度として発足しました[※2]．高等教育を拡充していく必要に応じて，新制の4年制大学の基準で施設設備や教員を整備することが難しい学校に対応するための措置でした．しかし，4年制大学に比べて，学生や保護者の経済的負担が少なく，短期間で実際的な専門職業教育を行え，とくに女子の高等教育の場として適切であるという理由から，昭和39（1964）年には恒久的制度となっています.

※2 文部科学省ウェブサイト（短期大学制度の確立と発展）.
https://www.mext.go.jp/b_menu/hakusho/html/others/detail/1317822.htm

大学では職業に必要な実践的な能力を育成することはないのかと疑問に思うかもしれません.

文部科学省は，大学教育と，卒業後に社会から期待される能力とのかかわりについて検討し，「中長期的な大学教育の在り方に関する第二次報告」（平成21年8月，中央教育審議会大学分科会）を公表しました．そのなかで，大学教育の質を保証し，学生支援を充実する観点から，職業指導（キャリアガイダンス）を法令上に明確化することについて，その際の留意事項を含めて整理されています．現時点で法令に示されてはいませんが，このような動向を受けて，大学での職業指導が実施・拡充されるようになりました.

看護大学の使命として，社会のなかで専門職業人として機能する人材を育成することが掲げられ

ています（日本学術会議健康・生活科学委員会看護学分科会, 2017）. 職業に必要な能力を育成する観点も含みつつ，看護学の研究にもとづいた教育が行われるのが看護大学です.

　以上のように，同じ看護師免許を取得するためでも，大学と短期大学と専門学校では目的が異なるため，それを実現するための組織も異なることになります.

大学も短期大学も専門学校も看護師免許の取得をめざしますが，大学の教育では幅広い教養にもとづいた応用的能力を身につけることをめざします.

3）学位と称号

　大学を卒業すると，学士という学位を取得できます. 学位とは「大学における教育の課程の修了に係る知識・能力の証明として，学術の中心として自律的に高度の教育研究を行う大学が授与するものであり，国際的にも定着[3]し通用するもの」です. つまり，看護大学を卒業すると学士（看護学）の学位を取得でき，日本だけでなく，海外の大学院修士課程へも進学できるようになります.

　短期大学を卒業すると，短期大学士という学位を取得できます. 短期大学士という学位は，「短期大学卒業生が外国の大学に留学する場合において，国際的な通用性を確保すること」を期待されて，2005（平成17）年10月に創設されました[4]. これによって，看護短期大学の卒業者が，海外の大学にスムーズに編入学できるようになりました.

　専門学校の場合は次のとおりです. 2年制または3年制で課程修了に必要な総時間数が1,700時間以上の専門学校を卒業した場合には，専門士という称号が与えられます. また，4年制で課程修了に必要な総時間数が3,400時間以上で，文部科学大臣が認定し，官報で公示されている専門学校を卒業した場合には，高度専門士という称号が与えられます[5]. 高度専門士には，国内の大学院修士課程・博士前期課程への入学資格が与えられます. ただし，専門士や高度専門士に国際的な通用性はありません.

※3 文部科学省ウェブサイト（学位授与等）.
　　https://www.mext.go.jp/b_menu/shingi/chukyo/chukyo0/toushin/attach/1407395.htm
※4 文部科学省ウェブサイト（「短期大学士」制度の創設）.
　　https://www.mext.go.jp/a_menu/koutou/tandai/05080201.htm
※5 文部科学省ウェブサイト（専門士・高度専門士の称号とは）.
　　https://www.mext.go.jp/a_menu/shougai/senshuu/1382378.htm

卒業した学校によって，学士，短期大学士の学位，専門士，高度専門士の称号が与えられます. 次の教育機関へ入学できる資格が異なる場合があるので確認しておきましょう.

4）学校を設置するための基準

　学校教育法の第3条に「学校を設置しようとする者は，学校の種類に応じ，文部科学大臣の定める設備，編制その他に関する設置基準に従い，これを設置しなければならない」ことが定められています．大学，短期大学，専修学校を設置する際には，それぞれ「大学設置基準」「短期大学設置基準」「専修学校設置基準」に定められている要件を満たしている必要があります．これらの基準は，それぞれまったく異なっています．

　大学設置基準では，教育研究上の基本組織や教育研究実施組織等，教員の資格，収容定員，教育課程，卒業の要件等，校地・校舎等の施設及び設備等に関する"最低の基準"が定められています．

　短期大学設置基準でも同様に，収容定員，教育課程，卒業の要件等，教育研究実施組織等，教員の資格，校地・校舎等の施設及び設備等について定められています．

　専修学校設置基準では，組織編制，教育課程，教員，施設及び設備等について定められています．

　教育課程の違いについてはChapter9「カリキュラム」で，教員組織や教員の違いについてはChapter11「看護教員」で詳しく説明します．また，実際には，看護師免許を取得するための学校等として指定されるための基準も別にあって，次項の「4.看護師等の免許取得制度」で説明します．

> 学校の種類ごとに設置基準が定められています．

5）専修学校と各種学校

　専修学校は1976（昭和51）年に創設された教育機関で，それまでは大学と短期大学以外の看護師養成所は各種学校に位置づけられていました．各種学校は明治時代からある教育機関ですが，基準があいまいで，卒業生も適切な対応を受けられない面がありました．しかし，女子の職業教育の場が増えて社会的役割が大きくなったことで，各種学校の他に，一定の規模・水準を設けた専修学校制度が創設されました[※6]．

　1991（平成3）年には，修業年限2年以上の専門学校（専修学校専門課程）の学修を大学等の単位として認定できるようになりました．これにより，看護専門学校の卒業生がその学修に加えて大学の科目履修等で単位を積み上げ，学位授与機構（現在，大学改革支援・学位授与機構）に申請することによって，学士の学位を取得できるようになりました．

　1998（平成10）年には，専門学校のうち，文部科学大臣が定める基準（修業年限2年以上，総授業時間数が1,700時間以上）を満たす学校を修了した者に，大学への編入学が認められました．看護専門学校はこの基準を満たしていますので，看護専門学校の卒業生は大学へ編入できます．

　しかし，これらの制度は，基準を満たす専門学校を対象にしていますので，各種学校の卒業生は，単位積み上げ型の学士取得も，大学への編入学も認められていません．

※6 文部科学省ウェブサイト（専修学校制度の創設と発展）．
　https://www.mext.go.jp/b_menu/hakusho/html/others/detail/1318308.htm

看護専門学校の卒業生は，専修学校制度により，
単位積み上げ型の学士取得や，大学への編入学が可能になっています．

4. 看護師等の免許取得制度

1) 看護師等の免許に関する法制度

　保健師，助産師，看護師，准看護師の定義や，その免許，試験について定めている法律は「保健師助産師看護師法」です．さらに，その法律にもとづいて内閣府が定めた「保健師助産師看護師法施行令」や，厚生省が定めた「保健師助産師看護師法施行規則」に，もう少し具体的な内容が書かれています．ここでは，看護師を例に説明していきます．

　看護師の業務や免許，および免許取得のための試験については，大学，短期大学，専門学校で違いはありませんが，国家試験取得のための看護師学校養成所の指定や認可を監督する行政庁は異なります．看護師国家試験の受験資格は，保健師助産師看護師法の第21条の第1号から第5号に定められています．この各号を読むと，受験資格を取得できる教育機関は，文部科学大臣が指定する「大学」，文部科学大臣が指定する「学校」，都道府県知事が指定する「看護師養成所」に大別できることがわかります．第4号は，准看護師が入学する大学，学校，養成所について書かれています．

保健師助産師看護師法　第21条

看護師国家試験は，次の各号のいずれかに該当する者でなければ，これを受けることができない．

1　文部科学省令・厚生労働省令で定める基準に適合するものとして，文部科学大臣の指定した学校教育法（昭和22年法律第26号）に基づく大学（短期大学を除く．第4号において同じ．）において看護師になるのに必要な学科を修めて卒業した者

2　文部科学省令・厚生労働省令で定める基準に適合するものとして，文部科学大臣の指定した学校において3年以上看護師になるのに必要な学科を修めた者

3　文部科学省令・厚生労働省令で定める基準に適合するものとして，都道府県知事の指定した看護師養成所を卒業した者

4　免許を得た後3年以上業務に従事している准看護師又は学校教育法に基づく高等学校若しくは中等教育学校を卒業している准看護師で前3号に規定する大学，学校又は養成所において2年以上修業した者

5　外国の第5条に規定する業務に関する学校若しくは養成所を卒業し，又は外国において看護師免許に相当する免許を受けた者で，厚生労働大臣が第1号から第3号までに掲げる者と同等以上の知識及び技能を有すると認めた者

また，第1号から第3号に「文部科学省令・厚生労働省令で定める基準に適合するもの」と書かれています．この基準は「保健師助産師看護師学校養成所指定規則」で定められていて，大学，短期大学，専門学校の学校種別に関係なく，同一の基準です．ただし，指定申請などを行う主務大臣が異なります．

2）学校と養成所

　保健師助産師看護師学校養成所指定規則では，文部科学大臣が指定する「学校」と都道府県知事が指定する「養成所」とに区別されます．ここでの「学校」には，大学と短期大学の他，数は非常に少ないですが，大学に附属する専門学校が含まれています．これらは，看護師学校，保健師学校，助産師学校として文部科学省のウェブサイト [7] に掲載されています．「養成所」には，「学校」以外の教育機関が含まれ，看護専門学校はほぼ「養成所」に含まれていると考えてよいです．

　また，養成所に対しては，その運営を都道府県知事から指導するための「看護師等養成所の運営に関する指導ガイドライン」が定められています．法律ではありませんが，養成所として指定されるうえで必要な内容が書かれています．この指導ガイドラインは養成所のみに適用され，学校には適用されません．

　看護師等の免許取得に関係する法律や政令，省令の関係を**図8-3**に示します．

[7] 文部科学大臣指定（認定）医療関係技術者養成学校一覧．
　https://www.mext.go.jp/a_menu/koutou/kango/1353401.htm

> 免許取得をめざす教育機関は，
> 国家試験受験資格からみると，大学，学校，看護師養成所に分けられ，
> 行政による指定からみると，学校，養成所に分けられます．

保健師助産師看護師法

　総則：保健師の定義(第2条)
　　　　助産師の定義(第3条)
　　　　看護師の定義(第4条)
　免許：保健師・助産師・看護師の免許(第7条)
　試験：試験の内容(第17条)
　　　　試験の実施(第18条)
　　　　保健師国家試験の受験資格(第19条)
　　　　助産師国家試験の受験資格(第20条)
　　　　看護師国家試験の受験資格(第21条)

　　　　　　　大学, 短期大学, 専門学校
　　　　　　　などによる違いはない.

　　　　　　　国家試験の受験資格を与える
　　　　　　　大学, 短期大学, 専門学校などを示している.

保健師助産師看護師法施行令

　免許の申請(第1条の3)
　籍の登録事項(第2条)
　学校又は看護師養成所の指定など(第11〜17条)

> 第23条　この政令における行政庁は, 学校の指定に関する事項については文部科学大臣とし, 看護師等養成所の指定に関する事項については都道府県知事とする.

保健師助産師看護師法施行規則

　免許の申請手続き(第1条の3)
　登録事項(第3条)
　試験の告示(第18条)
　試験科目(第20〜22条)
　受験手続き(第24〜26条)

　　　　　　　原則, 大学, 短期大学, 専門学校などによる違いはないが, 学校養成所指定等の行政庁は異なっている.

看護師・保健師・助産師の国家試験受験資格を取得できる学校・養成所として指定される必要がある.

保健師助産師看護師学校養成所指定規則

　主務大臣等指定の申請手続き, 報告
　　文部科学大臣による指定⇒学校注1
　　都道府県知事による指定⇒養成所注2
　指定基準：入学資格, 就業年限, 教育内容等

注1：ここでの学校とは, 学校教育法第1条の規定による学校およびこれに附設される同法124条の規定による専修学校または同法134条の規定による各種学校をさす.
注2：ここでの養成所とは, 上記の学校以外のものをさす.

図8-3　看護師等の免許取得に関係する法律や政令, 省令の関係

5. 看護師免許取得からみた看護教育制度のまとめ

看護師免許を取得できる学校等について，学校制度という視点と看護師等の免許取得制度という視点から説明してきました．高等学校卒業後に入学する学校（准看護師でない者に限定しています）について，**表8-2**にまとめました．

表8-2 看護師免許取得という点からみた看護教育制度

	学校制度		看護師等の免許取得制度			
	学校教育法	設置基準	法規	呼称	指定・認可の行政庁（監督官庁）	技術的助言
看護大学	第1条の学校 第83条1項：大学	大学設置基準	保健師助産師看護師法	看護師学校	文部科学大臣	
看護短期大学	第1条の学校 第108条：短期大学	短期大学設置基準	保健師助産師看護師法施行令			
看護専門学校（専修学校）	第124条：専修学校	専修学校設置基準	保健師助産師看護師法施行規則	看護師養成所	都道府県知事	看護師養成所の運営に関する指導ガイドライン
看護学校※（各種学校）	第134条：各種学校	各種学校規程	保健師助産師看護師学校養成所指定規則			

※ 専修学校として認可されていなければ「専門学校」と称することはできないが，専修学校として認可されている学校が「看護学校」や「高等看護学院」と称している場合もある．

6. 准看護師教育

1）准看護師教育の歴史

准看護師は，中学校教育を基礎に養成されます．理学療法士や作業療法士などの他の医療職も，看護師と同じように，大学，短期大学，専門学校で養成されていますが，中卒で入学できるコースはありません．また，准看護師から看護師になるコースがあるがゆえに，看護教育はより複雑になっています．

准看護師（当時は准看護婦）の制度は，1951（昭和26）年に創設されました．第二次世界大戦後，1948（昭和23）年に保健婦助産婦看護婦法が制定された際，看護婦については，甲種看護婦と乙種看護婦の2種類が設けられました．甲種看護婦は，高等学校卒業後に3年以上の教育を受けて国家試験に合格した者で，当時の女性からすると，たいへん高い教育水準でした．一方，乙種看護婦は，中学校卒業後に2年以上の教育を受けて都道府県知事による試験に合格した者でした．1947年当時，女子の高等学校進学率は39.6％と低いものでした．そのうえ高校卒業後にさらに3年間の教育

を受けて看護婦になる者は少なく，発展していく医療に対して看護要員が不足すると想定されたことが乙種看護婦創設の理由です．乙種看護婦には「急性かつ重症の傷病者又はじょく婦に対する療養上の世話はできない」という業務制限があり，甲種看護婦の指示を受けて業務を行うことになりました（しかし，実際にはほとんど養成されていません）．

2年後の1951（昭和26）年には甲種と乙種が一本化されて看護婦となり，同時に准看護婦制度が新設されました．乙種看護婦には業務制限がありましたが，准看護婦には制限はなく，医師や看護婦の指示を受けて業務を行うことが示されました．

1957（昭和32）年に保健婦助産婦看護婦学校養成所指定規則が一部改正され，准看護婦から看護婦になるための看護婦養成所2年課程が設置されました．診療報酬で看護料加算が認められるようになりましたが，准看護婦の数ではなく看護婦の数で算定されるため，各病院が一定の看護婦数を確保する必要が生じたからです．

女子の高等学校進学率が低いなかで，看護要員の不足を補うために，准看護婦が誕生しました．

2）准看護師教育の教育制度上の課題

准看護師は前述したように，中学校卒業を入学資格にしています．高等学校等への進学率が98％を超える現代（文部科学省，2017）において，専門性の高い看護業務を担う人材の基礎的な学力を保証する必要があり，その点が課題であると考えます．また，准看護師養成所への進学者の学歴は高卒以上が9割を超え（厚生労働省，2022），実態と乖離しています．さらに，高卒でない准看護師でも，実務経験が3年以上あれば看護師養成所2年課程に進学できますので，学歴上は中卒で看護師になることができます．高等教育ではなく，前期中等教育を前提に看護師が養成されることは，質の保証という点でも大きな課題であるといえます．

アメリカでも，日本の看護師にあたるRegistered Nurse（RN）の他に，准看護師にあたるLicensed Vocational Nurse（LVN）やLicensed Practical Nurse（LPN）という資格があります．しかし，日本と異なるのは，いずれも高等学校卒業を入学資格にしている点です．また，それぞれの業務範囲も明確に異なっています．

准看護師制度には，
現在の進学状況や質の保証という点で課題があります．

3）高等学校での准看護師教育

　高等学校における職業教育は，農業，工業，商業，水産，家庭，看護，情報，福祉などの学科を設置する高等学校で行われています[※8]．以前は職業高校とよばれていましたが，1995（平成7）年の「職業教育の活性化方策に関する調査研究会議最終報告（座長：有馬朗人）」の提言を受け，現在は専門高校とよばれています．1964（昭和39）年，神奈川県立二俣川高校が最初の看護高校として設置されました．

　高等学校衛生看護科は，准看護師養成課程に位置づけられます．また，看護師養成課程（2年課程）として高等学校専攻科も設置されるようになりました．その後，2002（平成14）年には，高等学校と専攻科をあわせた5年一貫教育で看護師の資格を取得できるようになりました[※9]．

　高等学校は学校教育法上の第1条に定められている学校であり，文部科学省が所管しています．ただし，大学や短期大学の管轄が高等教育局であるのに対して，初等中等教育局の管轄になります．つまり，高等教育ではなく，中等教育としての看護師養成ということになっています．

※8 文部科学省ウェブサイト（専門高校の現状）．
　https://www.mext.go.jp/a_menu/shotou/shinkou/genjyo/index.htm
※9 文部科学省ウェブサイト（高等学校における看護教育）．
　https://www.mext.go.jp/a_menu/shotou/shinkou/kango/index.htm

> 高等学校では，おもに衛生看護科（准看護師養成）と専攻科をあわせた5年一貫教育で看護師が養成されます．
> ただし，大学などと異なり，中等教育としての看護師養成です。

7. 看護大学の増加

　2022（令和4）年5月現在，看護大学は280校293課程ですが，1991（平成3）年までは10校にすぎませんでした．1992年に制定された「看護師等の人材確保の促進に関する法律」をきっかけに，その数が急激に増えたのです．

　国際看護師協会（International Council of Nurses；ICN）は，1987年にICN看護婦の定義（当時）を公表しており，日本看護協会がそれを紹介しています．そのなかで看護師は，

① 健康の増進，疾病の予防，そしてあらゆる年齢およびあらゆるヘルスケアの場および地域社会における，身体的，精神的に健康でない人びとおよび障害のある人びとへのケアを含めた全体的な看護実践領域に従事すること
② ヘルスケアの指導を行うこと
③ ヘルスケア・チームの一員として十分に参加すること
④ 看護およびヘルスケア補助者を監督し，訓練すること

⑤ 研究に従事すること

ができるように養成され，権限を与えられているとされています.

　さらに，看護基礎教育では，一般看護実践，リーダーシップの役割，そして専門領域あるいは高度の看護実践のための卒後教育に向けて，行動科学，生命科学および看護科学における広範囲で確実な基礎を提供する必要があると示されています.

　このように，国際水準から考えても，大学という高等教育機関での看護師養成が求められていると考えられます. 看護大学が増え，短大や専門学校，高等学校専攻科卒業者 ※10 の編入学制度が整備されてきたのには，このような背景があると考えられます.

※10 2016（平成28）年より，高等学校の専攻科を修了した者も，大学編入学が可能となりました.

ICN看護師の定義からも，
高等教育としての看護師養成が求められています.

● 文献

・桑原敏明（1982）:教育制度の伝統と革新.「現代教育の基礎」.筑波大学教育学研究会編,ぎょうせい.
・桑原敏明（1991）:学校体系の基本構造.「要説 教育制度 現代教育改革のための基礎知識」.全訂版,教育制度研究会編,学術図書出版,p30.
・厚生労働省（2022）:2021年度看護師等学校養成所入学状況及び卒業生就業状況調査.
・日本学術会議健康・生活科学委員会看護学分科会（2017）:大学教育の分野別質保証のための教育課程編成上の参照基準.
　https://www.scj.go.jp/ja/info/kohyo/pdf/kohyo-23-h170929-9.pdf
・日本看護協会:ICN看護師の定義.
　https://www.nurse.or.jp/nursing/international/icn/document/definition/index.html
・文部科学省（2017）:学校基本調査 年次統計 2016年.

Chapter 9 カリキュラム

　みなさんが入学する看護大学や看護専門学校を選んだとき，カリキュラムが充実しているかどうかを見て決めた人も多いと思います．看護師国家試験を受験するための科目以外にもおもしろそうな科目はあるか，どのような方法で授業が進められるのか，どのような時期にどのような実習が行われるのかなど，いろいろと気になったのではないでしょうか．

　ここでは，カリキュラムの基本的な考え方と，カリキュラムをどのように編成するのかを説明していきます．また，看護師国家試験の受験資格を得るカリキュラムにするためには，指定規則 ※注 にある教育内容が含まれなければなりませんので，その点も説明していきます．

※注 本項目では，保健師助産師看護師学校養成所指定規則を「指定規則」と記します．

1. カリキュラムと教育課程という用語

　カリキュラムとは，一般的には「学校教育の目的や目標を達成するために教育の内容を学習者の心身の発達に応じて授業時間数との関連から総合的に組織した学校の教育計画である」とされています．「カリキュラム」の語源は「人生の競争 (vitae curriculum)」というラテン語で，そのラテン語の語源 (currere) は，「走ること」やそのコースを意味し，後には「人生の履歴」という意味も含まれたそうです（熱海ら，1994, pp2-3）．カリキュラムとは，学生がそれに沿って進んでいかなければならない課程であるとともに，完了しなければならない課程という意味で使用されはじめたともいわれています（田中，2009, pp2-3）．

　学校教育法や文部科学省の報告書などでは，教育課程という用語が用いられています．「教育課程」は，初等中等教育の行政用語として使われていた「学科課程」「教科課程」を，第二次世界大戦以後に言いかえたものです．現在では，初等中等教育だけでなく，大学，短期大学，専門学校でも広く使われています（和賀，2009, p142）．

　カリキュラムを編成するときには，学校の教育目標の設定，指導内容の組織，授業時数や単位数の配当などを基本的な要素として考えます．また，学校教育は，教育基本法や学校教育法に示されている学校教育の目的や目標の達成をめざして行われます．そのため，教育の機会均等をはかり，公教育の普遍性を確保できるよう，法律や規則などが定める基準に従ってカリキュラムを編成する

ことが必要になります（熱海ら，1994，pp2-3）．学校教育のなかで生まれて，整備されてきたものであり，教育のねらいから導き出された教育内容を意図的・計画的・組織的に編成して学生に課すことから，カリキュラムは，教育を具体的に展開するうえでの原理といえるでしょう．

今野（1981）は，「学校教育の内容は，目標・内容・方法の一環に位置し，一定の教育目標に即して文化財のなかから選択され，整理された内容は『教科（subject）』を構成する」（pp45-46）と述べています．つまり，みなさんが学んでいるさまざまな科目は，先人たちがこれまで築いてきた知識・技術，経験などの文化財のなかから整理された内容です．新しい研究成果によって科目の内容が刷新されたり，新しい科目が設定されたりする場合もあります．また，新しい教育方法が導入されることもあり，それらを考慮して新たなカリキュラムを編成します．

> カリキュラムは学校の教育計画とされていて，教育の機会均等をはかり，公教育の普遍性を確保できるよう，法律や規則などが定める基準に従って編成します．

2. カリキュラムを編成する意義

カリキュラムを編成する意義は何でしょうか．カリキュラムを編成することで，そこに埋め込まれている「意図」や「目的」が明示され，教員はその評価基準を自覚することができます（田中，2009，pp2-3）．また，看護職として必要な学習経験は何かを考えることになりますので，授業科目だけでなく，学校でのさまざまな活動について考えることにつながります．

学校教育という制度のなかで行われる教育の質を保証できることも意義のひとつです（山田，2016，pp8-12）．つまり，カリキュラムを編成することで看護職に求められる能力を育成し，社会が求める看護職を輩出する教育の質をすべての学校で担保することができます．

それから，カリキュラムを編成することで，教員が授業計画を立てる際に内容や方法などを考える手がかりを得ることができます．さらに学生にとっても，カリキュラムの全体像が示されていると，自己学習を進めやすくなり，自分の成長や達成度を確かめる目安になります（山田，2016，pp8-12）．

> カリキュラムを編成することで，教育の意図や目的が明示され，教育の質も保証されます．

3. カリキュラムの概念

「カリキュラムは教育計画である」という定義を紹介しました．その後，カリキュラムは，教育目標，教育内容・教材，教授 - 学習活動，さらには評価の仕方までを含んだ広い概念として考えられるようになり，近年では「学習者に与えられる学習経験の総体」ととらえられるようになりました（今野, 1981, pp47-50）．カリキュラムのなかには，科目だけでなく，学校内の行事などの科目外の活動も含まれています．

1) 顕在的カリキュラムと潜在的カリキュラム

学校が教育目的を達成するために，教育内容を意図的・計画的・組織的に編成したカリキュラムを顕在的カリキュラム（official curriculum）とよんでいます．それに対して，通常の意図的・計画的な学習活動とは別に，学生が学校生活のなかで無意図的・暗黙的に学ぶことも含まれたカリキュラムを潜在的カリキュラム（hidden curriculum）とよんでいます（今野, 1981, pp47-50）．

潜在的カリキュラムでは，学生同士，教員との人間関係，学校の風土や伝統などから，学生は知らず知らずのうちに人間形成的な影響を受けます．そして，顕在的カリキュラムと相互補完的に機能することで，学生の態度や価値観が形成されていきます．たとえば，日頃から教員が学生に積極的に声をかけ，学生を尊重する姿勢や言葉づかいでコミュニケーションをとることで，相手を尊重する姿勢や価値観を育む文化が醸成されます．それらは看護学の授業で看護職に必要な姿勢として教えられるものですが，潜在的カリキュラムとして学生の学びにつながっています．

・顕在的カリキュラム＝意図的・計画的・組織的
・潜在的カリキュラム＝無意図的・暗黙的
この2つが相互補完的に機能します．

2) カリキュラムの4層構造

カリキュラムには，「制度」「計画」「実践」「経験」という4層の構造（**図9-1**）があると説明する研究者もいます（田中, 2001, pp21-45；山田, 2016, pp20-24）．

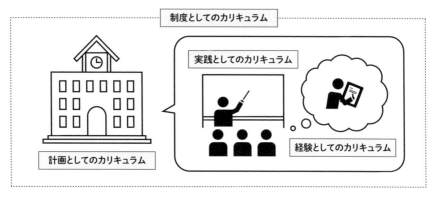

図9-1　カリキュラムの4層構造

●「制度」としてのカリキュラム

　国や行政によって作成される，公的な教育を支えるカリキュラムのことです．看護師国家試験の
受験資格を得るためには，保健師助産師看護師法にもとづいて指定規則に示される教育内容を含む
ことが求められますが，そのような制度によって規定されているカリキュラムを意味します．

●「計画」としてのカリキュラム

　各学校の教育計画，年間指導計画として計画されるカリキュラムのことで，みなさんが所属する
学校で示される教育課程表や学年暦，時間割などを意味します．「制度」としてのカリキュラムに
もとづいて，各学校が特色を出してカリキュラムを立てます．学校によって実習の時期や構成が異
なっているのはそのためです．

●「実践」としてのカリキュラム

　教員が授業で実践する内容としてのカリキュラムで，学生の実態と教員の教育観や教材の解釈な
ど，その個性に応じて，「計画」としてのカリキュラムが具体化されて実践されます．「授業は生物（な
まもの）」といわれますが，その時の学生の理解や興味・関心の状況によっても，教育実践は変わ
ります．積み重ねられた教育実践が「実践」としてのカリキュラムになります．

●「経験」としてのカリキュラム

　学生の学習経験の総体としてのカリキュラムを意味します．教員が「実践」として教えた内容を
学生がどのように学ぶかは学生個々によって異なります．看護専門学校での3年間，あるいは看護
大学での4年間の学びの総体として，学生がどのような学習経験を積んできたのかを示すのが，「経
験」としてのカリキュラムです．カリキュラムを考えるうえで最も重要な位置づけにあります．

4. 看護学のカリキュラムの編成・実施・評価

1) 看護学のカリキュラムの特徴

　看護学では理論だけでなく実践も重視されるため，講義，演習，実習を有機的に統合するカリキュラムが求められることが特徴です．また，看護師国家試験の受験資格，大学などの場合には保健師国家試験の受験資格も得られるよう編成することが必要です．そのためには，指定規則の教育内容を満たし，文部科学大臣や都道府県知事の指定を受けなければなりません．さらに，大学の場合は，大学の理念や学部の教育目的にふさわしい学習活動を組み込むことも必要となります．

　カリキュラムは世のなかの情勢に影響を受けて変えていく必要があります．指定規則など，カリキュラム編成の基準や関係法規が改正された場合には，それに合致するようカリキュラムを編成し，新たな工夫や創意を盛り込むことが必要となります．一方，それらの改正がなくても，現状のカリキュラムを点検評価し，課題が明らかになった場合には，改正しなければなりません．

　看護学のカリキュラムに影響を及ぼす要因を**表9-1**にまとめました．

表9-1　看護学のカリキュラムに影響を及ぼす要因

社会的要因	少子高齢化など，人口動態の変化は医療や看護に大きな影響を与えますので，それらがカリキュラムに反映されます．また，国民の健康に対する意識や医療や看護職に対する期待などの変化も，カリキュラムに大きな影響を与えます．
学問的要因	医学や看護学に関する知識・技術が発展すれば，その内容をカリキュラムに反映しなければなりません．
政治・経済的要因	政府の方針によって法規が変わり，大学設置基準や保健師助産師看護師法などの改正があれば，カリキュラムに影響を及ぼします．また，大学を運営する法人の経営状況にもカリキュラムは影響されます．
学校の要因	大学の理念や使命，教員の看護に対する考え方，教育に関する考え方，教員数，施設の状況，学校が設置されている地域の特性などが，カリキュラムに影響を及ぼします．
学生による要因	学生の家庭環境，将来展望，看護に対する考え方などが，カリキュラムに影響を及ぼします．

2）カリキュラム編成の手順

　カリキュラムの考え方には，教育の全体的な計画だけでなく，「それに基づく実践と評価を統合した営み」（田中，2009，pp2-3）も含まれています．ここでは，計画までの段階について手順を紹介します．

（1）カリキュラム編成に対する学校の基本方針の明確化

　カリキュラム編成は，学校全体の責任で組織的に行います．カリキュラム編成の必要性を判断し，いつまでに実現させるのかを明確にして，学校全体で共通理解します．

（2）カリキュラム編成のための具体的な組織と日程の決定

　大学の場合には，カリキュラム委員会を設置します．大学の方針にもとづいて，新しいカリキュラムを適用する日時から逆算してスケジュールを立案します．

（3）カリキュラムに関係するデータの収集・分析・解釈

　その学校のカリキュラムの長所・短所，他の学校のカリキュラムとの比較から，改善の方向性を定めます．また，カリキュラム編成には，予算，教員数，施設・設備，教材，時間などが実現可能かどうか，それらのデータが必要です．

（4）学校の理念，教育目的・目標，カリキュラムの成果などの決定

　学校の理念（philosophy）を確認し，それをもとに，学部・学科等の教育目的と教育目標を明示します．
　次に，カリキュラムの成果となる卒業時の到達目標を考えます．その教育課程を終了した時点で身につけていることが期待される行動であり，卒業生がどのようなことを理解し，どのような能力を修得し，職業人としてどのような態度や習慣が養われているかが明記されます．そこでは，看護職として求められる能力を考慮する必要があります．日本学術会議の健康・生活科学委員会看護学分科会の参照基準や，文部科学省の看護学教育モデル・コア・カリキュラムに記載された学修目標を参考することも可能です．
　大学には，「卒業認定・学位授与の方針（Diploma Policy；DP，ディプロマ・ポリシー）」を決定して公表することが義務づけられています．ディプロマ・ポリシーとは，どのような力を身につけた者に卒業を認定し，学位を授与するのかを定めた基本的な方針です．
　卒業時の到達目標やディプロマ・ポリシーに示されている重要な用語は，カリキュラムの理論的な枠組みとなります．

(5) カリキュラムのデザイン，カリキュラムの実施・評価の計画

　次に，ディプロマ・ポリシーを達成するための「教育課程編成・実施の方針(Curriculum Policy；CP，カリキュラム・ポリシー)」を決定します．大学には，この決定と公表も義務化されています．カリキュラム・ポリシーにもとづいて，カリキュラムをデザインしていきます．カリキュラム・デザインとは，必修科目を明確化し，配列することで，その教育課程全体を通じての学習経験を構造化することを意味します．Torres & Stanton(1988)によれば，看護学の専門科目の他，一般教育科目と支持科目(諸科学)とがあり，その配置の仕方の違いから，積み上げ型デザイン，漸進型デザイン，並行型デザインという3つを示しています．日本の指定規則の教育内容を考慮すると，**図9-2**のように示すことができます．現在は漸進型デザインが主流です．

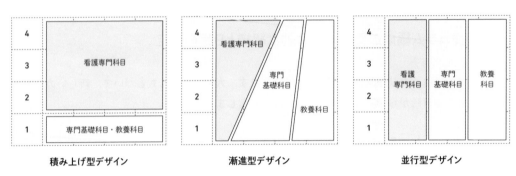

図9-2　カリキュラム・デザイン(Torres & Stanton, 1988．を参考に作成)

　カリキュラム・デザインを決定したら，学年ごとのレベル目標を設定します．これは卒業時の到達目標またはディプロマ・ポリシーで示された能力から逆算して，学年ごとに到達しておくべき目標を示したものです．レベル目標は各学年でなくても，2年次の終了時点など，カリキュラムの特定の時期に設定してもかまいません．レベル目標があることで，その時点までにどのような学習が必要になるかを考えることができます．

(6) 科目の作成，科目の実施・評価の計画

　カリキュラムの編成は，教育内容・学習内容を組織することで具体的になります．教育内容・学習内容から科目を作成し，各科目の教育目標・学習目標を設定します．各科目の目標が学部・学科等の目的・目標に合致しているか，他の科目との関連や進行度が適切であるかなど，全体的な立場から見渡して調整するのはカリキュラム委員会の役割です．

　教授-学習方法や単位数・授業時間数を決め，科目を配置していきます．科目配置はレベル目標を参照して決定しますが，各学年と各学期のバランスを考慮しながら時間割を作成して，過密な学年や学期がないかを確認していきます．

　ディプロマ・ポリシーと各科目の教育目標・学習目標との関係を確認するためのカリキュラムマップや，科目を履修する順序を示すためのカリキュラムツリーを作成することもあります．そして，教育課程表を作成し，授業概要をまとめ，各授業科目の授業計画(シラバス)を作成します．設計されたカリキュラムをもとにして，各授業が具体的に計画されて実施されます．その関係を**図9-**

3に示します.

　新設の学校や大学であれば問題はありませんが，すでにあるカリキュラムを改正する場合には，新しいカリキュラムへの移行期の対応も考えなければなりません．とくに実習を実施する学年や時期が変更になる場合には，実習施設と調整する必要があります．

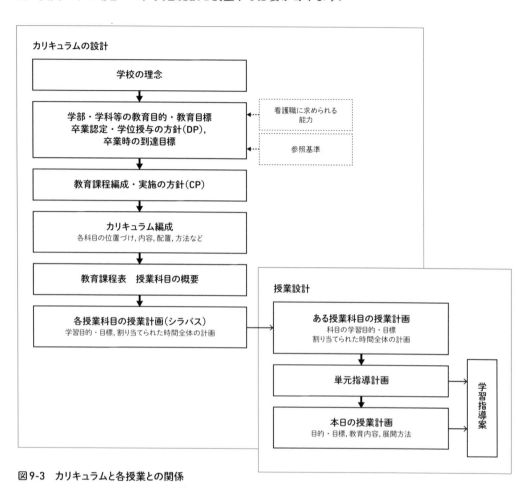

図9-3　カリキュラムと各授業との関係

3）カリキュラムの実施と評価・改善

　教育課程には，「計画（plan）」することだけでなく，その計画にもとづいて「実践（do）」し，「評価（check）」することも含まれていて，さらには，その評価をふまえて，計画を「改善（action）」しなければなりません（田中, 2009, pp2-3）.

　カリキュラムを評価する目的は，教育成果のチェックと改善であり，それによって社会に対する説明責任（accountability）を果たすことにもなります．カリキュラムを修了した卒業生の情報を収集し，その成果と課題を見つけて，改善につなげていきます．

　カリキュラムの評価には，カリキュラムを実施している途中で行われる形成的評価（formative evaluation）と，卒業時に行われる総括的評価（summative evaluation）があります．形成的評価は，

カリキュラムを実施している途中で目標の達成度を確認し，必要時にはその時点で修正するための評価です．GPA（grade point average）等の学生の成績評価，学生による授業評価，各学年におけるディプロマ・ポリシーやレベル目標の達成度がその指標になります．総括的評価は，ディプロマ・ポリシーの達成度の他，卒業率や退学率，就職率，そして，就職先の管理者からの評価なども指標になります．

また，診断的評価（diagnostic evaluation）として，入学時の学習者の知識や関心，学習経験などの実態を評価して，より効果的なカリキュラムを編成するための情報を得ることも可能です．最近では，学修成果の評価の方針（アセスメント・ポリシー）を公開し，具体的な指標をもって学修成果の可視化に努めている大学も多くみられます．

> カリキュラムは，国家試験の受験資格を得られるよう編成することが大事ですが，さまざまな要因からの影響をふまえて改正されていきます．また，いったん実施されたカリキュラムも適宜評価して改善していきます．

5. 指定規則に示された教育内容

保健師免許，助産師免許，看護師免許を取得するために指定規則に示されている教育内容を確認してみましょう．大学であっても専門学校であっても，それらの教育内容が必ず入っていないと，各国家試験の受験資格を得ることはできません．

保健師国家試験の受験資格を得るための教育内容は〈別表1〉に，助産師国家試験のものは〈別表2〉に，看護師国家試験※注 のものは〈別表3〉に示されています（表9-2〜4）．いずれも教育内容を示しているだけで，科目名はありません．そのため，どの科目が別表上のどの教育内容なのかを示す対応表を作成する必要があります．

※注 准看護師免許を持たない者が受験する場合

表9-2　保健師国家試験の受験資格を得るための教育内容〈別表1〉

教育内容	単位数	備考
公衆衛生看護学	18（16）	
公衆衛生看護学概論	2	
個人・家族・集団・組織の支援		
公衆衛生看護活動展開論	16（14）	
公衆衛生看護管理論		健康危機管理を含む.
疫学	2	
保健統計学	2	
保健医療福祉行政論	4（3）	
臨地実習	5	
公衆衛生看護学実習		保健所・市役所での実習を含む.
個人・家族・集団・組織の支援実習	2	継続した指導を含む.
公衆衛生看護活動展開論実習	3	
公衆衛生看護管理論実習		
合　計	31（28）	

備考　一　単位の計算方法は、大学設置基準（昭和三十一年文部省令第二十八号）第二十一条第二項の規定の例による. （以下省略）
　　　二　看護師学校養成所のうち第四条第一項に規定する課程を設けるものと併せて指定を受け，かつ，その学生又は生徒に対し一の教育課程によりこの表及び別表3に掲げる教育内容を併せて教授しようとするものにあっては，括弧内の数字によることができる.
　　　三　複数の教育内容を併せて教授することが教育上適切と認められる場合において，臨地実習5単位以上及び臨地実習以外の教育内容26単位以上であるときは，この表の教育内容ごとの単位数によらないことができる.

表9-3　助産師国家試験の受験資格を得るための教育内容〈別表2〉

教育内容	単位数	備考
基礎助産学	6（5）	
助産診断・技術学	10	
地域母子保健	2	
助産管理	2	
臨地実習	11	
助産学実習	11	実習中分べんの取扱いについては，助産師又は医師の監督の下に学生一人につき十回程度行わせること. この場合において，原則として，取り扱う分べんは，正期産・経膣分べん・頭位単胎とし，分べん第一期から第三期終了より二時間までとする.
合　計	31（30）	

備考　一　単位の計算方法は，大学設置基準第二十一条第二項の規定の例による. （以下省略）
　　　二　看護師学校養成所のうち第四条第一項に規定する課程を設けるものと併せて指定を受け，かつ，その学生又は生徒に対し一の教育課程によりこの表及び別表3に掲げる教育内容を併せて教授しようとするものにあっては，括弧内の数字によることができる.
　　　三　複数の教育内容を併せて教授することが教育上適切と認められる場合において，臨地実習11単位以上及び臨地実習以外の教育内容20単位以上であるときは，この表の教育内容ごとの単位数によらないことができる.

表9-4 看護師国家試験の受験資格を得るための教育内容〈別表3〉

	教育内容	単位数
基礎分野	科学的思考の基盤 人間と生活・社会の理解	}14
専門基礎分野	人体の構造と機能 疾病の成り立ちと回復の促進 健康支援と社会保障制度	16 6
専門分野	基礎看護学	11
	地域・在宅看護論	6(4)
	成人看護学	6
	老年看護学	4
	小児看護学	4
	母性看護学	4
	精神看護学	4
	看護の統合と実践	4
	臨地実習	23
	基礎看護学	3
	地域・在宅看護論	2
	成人看護学	}4
	老年看護学	
	小児看護学	2
	母性看護学	2
	精神看護学	2
	看護の統合と実践	2
合　計		102(100)

備考　一　単位の計算方法は，大学設置基準第二十一条第二項の規定の例による．（以下省略）
　　　二　次に掲げる学校等において既に履修した科目については，その科目の履修を免除することができる．
　　　　　（以下，イ～ヌについては省略）
　　　三　保健師学校養成所と併せて指定を受け，かつ，その学生又は生徒に対し一の教育課程によりこの表及び別
　　　　　表1に掲げる教育内容を併せて教授しようとするものにあっては，括弧内の数字によることができる．
　　　四　複数の教育内容を併せて教授することが教育上適切と認められる場合において，臨地実習23単位以上及
　　　　　び臨地実習以外の教育内容79単位以上（うち基礎分野14単位以上，専門基礎分野22単位以上及び専門
　　　　　分野43単位以上）であるときは，この表の教育内容ごとの単位数によらないことができる．
　　　五　臨地実習の総単位数23単位から各教育内容の単位数の合計を減じた6単位については，学校又は養成所
　　　　　が教育内容を問わず定めることができるものとする．

● 文献

・熱海則夫,奥田眞丈(1995):教育課程の編成 新学校教育全集2.ぎょうせい.
・小野浩(1989):カリキュラム.「新教育社会学辞典」.日本教育社会学会編,東洋館出版社.
・看護行政研究会(2023):令和5年度版 看護六法.新日本法規.
・今野喜清(1981):教育課程論 教育学大全集26.第一法規.
・今野喜清,柴田義松編(1979).教育課程の理論と構造 教育学講座7.学習研究社.
・柴田義松編(2008):教育課程論.第2版,学文社.
・杉森みどり,舟島なをみ(2021):看護教育学.第7版,医学書院.
・田中耕治編(2009).よくわかる教育課程 やわらかアカデミズム・〈わかる〉シリーズ.ミネルヴァ書房.
・田中統治(2001):教育研究とカリキュラム開発.「現代カリキュラム研究」.山口満編著.学文社,pp21-45.
・田村やよひ(2008):保健師助産師看護師法と看護教育の課題.保健の科学,50(5):302-306.
・近田敬子(2009):看護教育制度の現状.「看護教育学 看護を学ぶ自分と向き合う」.グレッグ美鈴,池西悦子編,南江堂.
・日本学術会議健康・生活科学委員会看護学分科会(2017):大学教育の分野別質保証のための教育課程編成上の参照基準 看護学分野.
  https://www.scj.go.jp/ja/info/kohyo/pdf/kohyo-23-h170929-9.pdf
・保健師助産師看護師法60年史編集委員会編(2009):保健師助産師看護師法60年史 看護行政のあゆみと看護の発展.日本看護協会出版会.
・森山賢一編著(2013):教育課程編成論.学文社.
・文部科学省(2017):学校基本調査 年次統計2016年.
・文部科学省(2017):看護学教育・モデル・コア・カリキュラム.
  https://www.mext.go.jp/component/a_menu/education/detail/__icsFiles/afieldfile/2017/10/31/
  1217788_3.pdf
・和賀徳子(2018):カリキュラム.「看護教育学 看護を学ぶ自分と向き合う」.グレッグ美鈴,池西悦子編.第2版,南江堂.
・山口満編著(2001):現代カリキュラム研究 学校におけるカリキュラム開発の課題と方法.学文社.
・山田恵吾,他(2003):学校教育とカリキュラム.文化書房博文社.
・山田雅彦(2016):教育課程の基礎知識.「教育課程論 教師のための教育学シリーズ6」.山田雅彦編著,学文社.

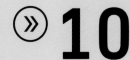

Chapter 10 教育評価

　このページを開いて「教育評価」という文字が目に入ったとき，みなさんは，どんなことを考えましたか？　これまでに自分が経験した評価の場面が思い浮かんだ人もいるでしょう．この項目の学習を終えたとき，みなさんの評価のとらえ方に広がりが生まれるはずです．そして，自分なりに「評価とは何か」を表現してみてほしいと思います．

1. 教育評価の定義と目的

　教育評価は，教育活動の効果や改善点を明らかにし，次の教育活動にいかす営みです．学生にとっては，評価によって新たに見出された学習課題に取り組む機会になり，教員にとっては，自らの指導を振り返り，よりよい教育活動を検討する機会になります．他にも，学習環境，教育施設の機能や役割，カリキュラムの見直しなど，教育評価にはさまざまな意義があります．ただし，教育評価は「人間の一部のある特質や能力を評価するのであって，決して人間そのものの価値を測定したり，評価したりしているのではない」（橋本，1976, p41）ことに注意しなければなりません．

　教育評価の目的は，指導目的，学習目的，管理目的，研究目的の4点にまとめられます（橋本，1976, pp58-67）.

●指導目的の評価

　教員が評価者となり，授業設計や学習指導案を作成するために学生のレディネス（学習の前提となる知識や経験）を把握する目的，目標に照らして授業の過程で学生の理解度を知る目的，指導による学生の成長と課題をふまえて授業計画や指導案を改善する目的で行う教育評価です．

　評価の方法には，学生との対話，学生の言動・表情・態度をとらえるもの，小テストやレポート，製作物，課題への取り組み，期末・学年末テストなどがあります．

●学習目的の評価

　学生が評価者となり，自己評価や相互評価によって自らの学習を改善，向上させる目的で行う教育評価です．教員は指導を行う立場をとります．この評価をもとに目標の達成状況と今後の学習活動に向けた課題を明らかにします．

　評価の方法には，ルーブリック評価，評価段階に沿って判断する評定法などがあります．

● **管理目的の評価**

　おもに教育機関の管理者や教員が評価者となり，教育活動と学校運営にいかす目的で行う教育評価です．具体的には，入学者の選抜，クラス分け，単位の認定，課程修了の認定，教育機関の自己点検と第三者による外部評価（大学等の認証評価）などがあります．評価の結果は，学校関係者や保護者，地域住民と共有し，理解を得るとともに，改善に向けてともに取り組みます．これ以外に，看護師等の資格認定，企業の採用試験も，管理目的の評価に含まれます．

● **研究目的の評価**

　カリキュラム評価，教育方法，教材などの有効性の検証，改善点の多角的な分析，改善の手立てを得る目的で行う教育評価です．たとえば，ある科目における教育実践について，実践の前後と中間でその成果を評価する場合です．評価の結果，その教育実践が有効だった場合は，他の科目でも実践してみることで，その有効性をより強く示すことができます．

　研究目的の評価は，効果的な指導方法や学習方法，教育計画の成果と課題を明らかにできる点で，指導目的，学習目的，管理目的のどの評価にも有用です．

> 教育評価の目的として，
> 指導目的，学習目的，管理目的，研究目的があげられます．

2. 授業評価の考え方

　次に，教育評価のなかでも授業に関する評価の考え方を示します．

1) 教育目標の分類体系（タキソノミー）

　タキソノミーとは，教育目標を体系的に分類し，構造化したものです．シカゴ大学教育学部教授のブルーム（Bloom BS）を中心にアメリカの教育心理学者たちの共同研究の成果として公表されました．タキソノミーは，カリキュラム作成・評価，授業設計，テストの作成・分析・評価などを行う際の理論的枠組みとして活用されています．

　教育目標のタキソノミーは，3つの領域から成ります（**図10-1**）．

　1つ目の認知的領域は，「知識の習得と理解および知的諸能力の発達に関する諸目標」（梶田，1994，p154）であり，知識，理解，応用，分析，総合，評価の要素で構成されています．

　2つ目の情意的領域は，「興味や態度，価値観の形成と正しい判断力や適応性の発達に関する諸目標」（梶田，1994，p154）であり，受け入れ，反応，価値づけ，組織化，個性化の要素で構成されています．

6.0	評価		
5.0	総合	個性化	自然化
4.0	分析	組織化	分節化
3.0	応用	価値づけ	精密化
2.0	理解	反応	巧妙化
1.0	知識	受け入れ	模　倣
	認知的領域	情意的量域	精神運動的領域※

※この領域に関しては，最終的なものでない.

図10-1　教育目標のタキソノミーの全体的構成（梶田, 1994, p154）

　3つ目の精神運動的領域は，「手先の各種技能や運動技能に関する諸目標」（梶田, 1994, p154）であり，模倣，巧妙化，精密化，分節化，自然化の要素で構成されています.

　3つの領域に含まれる各構成要素は独立したものではなく，相互に関係しています. たとえば認知的領域では，基本的な知識を覚えてから，特定の状況の理解へと進むといった具合に，段階的に達成していくことが示されています. つまり，知識の習得なくして理解はできないという考え方です. このように知識の習得から始まり，最終的には評価に関する目標を達成するように構成されています. さらに，各構成要素は細分化され，「できるだけ明確かつ一義的な形でその目標の達成が確認できるよう，外的客観的な目標の形で表現」（梶田, 1992, p128）されています.

> タキソノミーは，認知的領域，情意的領域，精神運動的領域から成り，領域に含まれる構成要素を段階的に達成していくことが示されています.

(1) 国家試験とタキソノミー

　タキソノミーを利用する際には，その国の文化や教育の状況，使われている用語に合わせてどのように適用するかをよく検討する必要があります. 日本では, 医療系の国家試験問題がタキソノミーの考え方にもとづいて作成されています.

　国家試験でもタキソノミーは活用されており，2021年の「保健師助産師看護師国家試験制度改善検討部会報告書」では，教育目標ごとに問題の解答に要する知的能力のレベルを分類し，認知的領域はⅠ・Ⅱ・Ⅲ型に分類して出題されることが示されています. Ⅰ型は単純な知識の想起，Ⅱ型は与えられた情報の理解・解釈，Ⅲ型は問題解決を求める内容が出題されます.

　そして，看護師国家試験の必修問題は"認知的領域の知識の記憶を問う内容"が妥当であること，状況設定問題は実践能力を問う必要性から"知識を用いて事例を理解する内容や，事例から情報を分析し，既存の知識を統合して適切な看護援助を考えさせる内容"が望ましいと示されています.

　このように，求められる能力に即して，重点を置く教育目標を設定し，問題が作成されていることがわかります.

（2）タキソノミーの課題

● 行動目標で評価することによる問題点

　タキソノミーは行動目標の形で表現されていることが特徴です．これに対して，教育心理学者の梶田は，教育は必ずしも行動目標で評価できるものだけではないと述べています．梶田は，行動目標の考え方について，「要素主義的で累積的な学習観を基盤としている」（1992, p79）ことから，知識や技能の習得を評価するには適しているかもしれないが，高次の能力を評価するには偏った見方になると指摘しているのです．そして，行動目標の問題点を克服する方策として，達成目標，向上目標，体験目標という考え方を示しました．

　達成目標は「特定の具体的な知識や能力を完全に身につけることが要求されるといった目標」（梶田, 1992, pp80-81）で，行動目標はここに含まれます．

　向上目標は「ある方向へ向かっての向上や深まりが要求されるといった目標」（p81）で，論理的思考や鑑賞力といった「包括的で総合的な高次の目標」（p81）が含まれます．

　体験目標は，「学習者側における何らかの変容を直接的なねらいとするものではなく，特定の体験の生起自体をねらいとするような目標」（p81）で，「触れ合い，感動，発見等々の体験が重要な意味を持つ」（p81）と考えられています．

　これらの目標を相互に関連させながら，めざす方向性への学生の成長を導きます．

● 目標にとらわれない評価（ゴールフリー評価）

　目標にもとづく評価では，目標にとらわれてしまい，学生の学びを見過ごしてしまう可能性があります．このような課題に対して，オーストラリアの哲学者であるスクリヴァン（Scriven MS）は，目標にとらわれない評価という考え方を示しました．この評価は「結果として何が生じたか，を多面的に問題にしようという考え方」（東ら, 1988, p564）で，「あらかじめ目標を立てることなく，その場で学習者に課題をみつけさせ，自分なりの学習を各自が展開していく，といったオープン教育的な流れの中で強調されることが多い」（p565）ことが特徴です．

　この評価では，目標には示されておらず，教員が想定していなかったことを，学生が提案したり，新しい観点を得られたりした場合にも，その学生の学びや経験を評価します．つまり，教育活動の結果として生じているすべてのことをとらえることができます．

> タキソノミーの課題に対応するものとして，達成目標-向上目標-体験目標による評価，目標にとらわれない評価があります．

2) ポートフォリオ

（1）ポートフォリオとは

　ポートフォリオは，"書類入れ"や"札入れ"を意味する言葉で，さまざまな分野で用いられています．芸術の分野では，アーティストが自ら作成した絵や写真をまとめた作品集のことをいい，教育の分野では，学生一人ひとりの学習の積み重ねをまとめたもののことをさします．たとえば，授業のノートやメモ，ワークシート，レポート，実習記録などがあります．さらに，これまでの学習を振り返り，学びや体験を記述したもの，文章だけでなく写真や絵で表現されたものもポートフォリオの一部です．「日本においては，総合的な学習の時間等でポートフォリオを活用した学習過程の評価が『ポートフォリオ評価』として注目」（岩内ら，2010, p220）されています．

（2）ポートフォリオの活用と教育効果

　ポートフォリオは，学習に関する資料を何でも集めればよいということではなく，「目的，目標，規準と基準に照らして，系統的・継続的に収集」（岸本，2010, p106）することが重要です．学生が学習の積み重ねを意図的に収集して保存管理することは，学習に対する自主性を育むことにつながります．そして，蓄積されていくポートフォリオを眺めることで，自分の変化や成長に気づいたり，初心を取り戻したり，学習課題を明らかにしたり，具体的な学習の方向性を見出したりできます．さらに，目的・目標に照らして，ある時点での達成度を評価し，学習計画の修正や新たな目標の設定にも役立てることができます．このように，ポートフォリオの作成と活用をとおして，学生の内省と学習が促進されます．

　また，ポートフォリオを活用するには，教員と共有することも大切です．教員は，学生との面談などでポートフォリオを用いて学習を支援します．学生は，ポートフォリオを第三者に見せることで，自分では気づかなかった強みを知ることができ，苦手な学習内容や課題への取り組み方について具体的な助言を得ることができます．

> ポートフォリオを活用することで学習者の自主性を育むことができ，教員と共有することで効果的な支援を得ることができます．

3) ルーブリック

　ルーブリックとは評価指標のひとつで，正誤で採点できず，質的な評価が必要な場合に用いられます．その代表的なものにパフォーマンス評価があります．パフォーマンス評価とは「知識やスキルを使いこなす（活用・応用・総合する）ことを求めるような評価方法の総称」（西岡，2016, p20）であり，「様々な知識やスキルを総合して使いこなすことを求めるような複雑な課題」（p85）をパフォーマンス課題といいます．たとえば，論文やレポート，脚本，詩といった筆記によるもの，絵画作品，あるいは，プレゼンテーション，演劇，ダンス，曲の演奏といった実演するもの，スポーツの試合なども含まれます．

　ルーブリックは，**表10-1**のように表形式で示され，「成功の度合いを示す数値的な尺度（scale）と，それぞれの尺度に見られる認識や行為の特徴を示した記述語（descriptor）」（石井，2010, p48）で構成されます．

表10-1　基本的なルーブリックの表

[　表　題　]

[　課　題　]

	評価尺度 1	評価尺度 2	評価尺度 3
評価観点 1	評価基準 1-1	評価基準 1-2	評価基準 1-3
評価観点 2	評価基準 2-1	評価基準 2-2	評価基準 2-3
評価観点 3	評価基準 3-1	評価基準 3-2	評価基準 3-3
評価観点 4	評価基準 4-1	評価基準 4-2	評価基準 4-3

(Dannelle et al, 2014, p4)

（1）基本的なルーブリックの構成要素（Dannelle et al, 2013/2014, pp5-9）

●課題
　課題には，おもにレポートや論文，絵画など，パフォーマンス課題で提示された内容が記載されます．たいていは，シラバスの内容がそのまま写されます．

●評価尺度
　課題の達成度を表します．達成レベルを記述するために使用される評語は，教育的配慮が必要で，しかも明確でなければなりません．たとえば，「とくに優秀」「かなり優秀」「前進途中」「萌芽的」や，「優秀」「良」「要再学習」，「Aたいへんよい」「Bよい」「C努力を要する」があります．

●評価観点
　課題をいくつかの評価観点に分けて，わかりやすく漏れのないように配置します．課題を評価観点に分けていくことで，取り組むべき作業の分析につながり，作業の構成要素が明確に特定され，学生も教員もその作業の有用性を理解できるようになります．

●**評価基準**

評価観点ごとに最高レベル〜最低レベルの評価基準を記載します．評価観点ごとに，隣接するレベルとの違いがわかりやすく記載されている必要があります．また，最低レベルとなった観点では，できなかったという事実のみではなく，達成の可能性が強調されていることが大切です．

(2) ルーブリックの活用と目的 (糸賀ら, 2017, pp60-62, pp96-98)

看護教育におけるルーブリックの活用例として，寝衣交換の看護技術の評価を示します．ルーブリックを用いた看護技術の評価では，従来の「教科書どおりにできる」「手順どおりにできる」といった行動目標の項目では評価しません．刻々と変化する臨床場面で，患者の状況にあわせて方法論や手順を柔軟に変更して最善の寝衣交換を実践できるかどうか，学生のパフォーマンスを評価するとともに，そのために必要な基礎的な力を培うことをめざします．これらのねらいをもとに作成されたルーブリックが**表10-2**です．評価尺度のAは5点，Bは3点，Cは1点で採点します．

ルーブリックを用いることで，評価者の主観に影響されることなく，公平に評価できます．学生にとっては，具体的な評価基準をもとに達成度を確認できるため，今後の学習目標・計画を具体的に見出すことができます．

表10-2　単元「寝衣交換」技術テストのルーブリック

	A	B	C
必要物品の準備	• 必要物品を把握し，過不足なく準備している	• 資料等を参考にして，過不足なく準備している	• 必要物品に過不足がある
安全性	• 脱健着患で行っている • 寝衣と皮膚の摩擦を起こさず，関節可動域に無理のない動きで実施している • 寝衣のずれやしわがない	• 脱健着患で行っている • 無理な関節の動きがある • 皮膚の摩擦が生じている • 寝衣のずれとしわがある	• 脱健着患ができていない • 無理な関節の動きがある • 皮膚の摩擦が生じている • 寝衣のずれとしわがある
安楽さ	• 適切な室温を設定している • ボディメカニクスを活用し，苦痛や疲労感を与えない • 実施前・実施中・実施後をとおして体調の変化に注意し，声をかけながら実施している	• 適切な室温を設定している • ボディメカニクスを活用し，苦痛や疲労感を与えない • 体調の変化に注意した声かけが部分的にしか行われていない	• 適切な室温を設定していない • ボディメカニクスを活用していない • 体調の変化に注意した声かけが部分的にしか行われていない
プライバシーへの配慮	• スムーズな動きで，声をかけながら行っている • 不必要な肌の露出がない • 準備から片づけまで10分以内で実施している	• 手順はあっているが，声をかけずに行う部分がある • 不必要な肌の露出はない • 準備から片づけまで10分以上かかっている	• 手順を間違えているところがある • 声をかけずに行う部分がある • 肌の露出に配慮をしていない • 準備から片づけまで10分以上かかっている
片づけ	• 清潔なものと不潔なものを適切に扱い，片づけている	• 清潔と不潔の扱い方に間違いがある	• 清潔と不潔を区別せずに片づけている

ルーブリックには具体的な評価基準が書かれていますので，
教員は公平に評価することができ，
学生は自身で達成度を確認することができます．

3. 授業で活用される評価の実際

1) 授業の過程で行われる評価の機能

(1) 診断的評価

　診断的評価は，新たな学習が始まる前に，前提となる学生の知識や経験などの実態を把握するために行います．たとえば，入学直後や学年のはじめに実施されるクラス分けのテスト，各科目の開始前に提示する事前課題があります．

　事前課題では，ポートフォリオやチェックリストを用いて，学生にこれまでの学びを記述してもらったり，知識や技術の習得状況を整理してもらったりします．事前課題は学生と教員で共有し，教員は，個別の学習課題に対応する指導につなげます．

　診断的評価をもとに，学生に適した教育活動となるよう，授業計画の修正や改善を行います．

(2) 形成的評価

　教育評価は，教育活動のはじめと終わりに行うだけでなく，途中の過程においても実施します．これを形成的評価といいます．たとえば教員は，授業中の学生の反応（表情，しぐさ，言動など）や発問への応答から，授業内容の理解度を判断し，授業のスピードを調節したり，説明を工夫したりします．授業の終わりには，目標の達成度を確認するための小テストを行うこともあります．

　形成的評価で明らかになった実態をふまえて，学生へフィードバックする内容と方法を検討します．また，授業計画の課題に対して改善策を実施し，次の授業計画にも反映しておきます．

(3) 総括的評価

　総括的評価では，教育活動のまとまりごとに，設定した目標の達成状況を確認します．評価の時期は，単元や科目の終了時，学期末・学年末などです．評価方法には，筆記（選択・記述）・口述・実技テスト，概念地図法（コンセプト・マップ），ポートフォリオなどがあります．ここでは，学生が，基本的な学力だけでなく応用力も身につけられているかどうかも評価されます．

　総括的評価をもとに，単位の認定や，進級，卒業，資格取得の認定が行われます．

> 授業の評価には，その過程によって，
> 診断的評価，形成的評価，総括的評価があります．

2) 学生に対するさまざまな評価基準

（1）絶対評価

　絶対評価とは，「評価を下す人の心の中に暗黙の形で存在する評価基準」（梶田，2020，p88）にしたがって判断される評価のことをいいます．認定評価ともよばれています．おもに戦前は，このような教員の独断と主観で評価が行われていました．

　現在では，「目標に準拠した評価」も絶対評価とよばれています．目標に準拠した評価は，到達度目標の問題点に対応するために考案された評価で，到達度評価（後述の（3）を参照）とよばれることもあり，客観的な基準に沿って判断します．

　目標に準拠した評価には，大きく分けて2つあります．1つは，行動目標に沿って具体的な内容を示し，できた／できないで評価するものです．基礎学力である知識・技能の習得の評価には適しているものの，思考力や判断力の評価には適していないことが課題とされています．もう1つは，教育目標に設定したさまざまな到達レベルを指標にして学力の質を評価するものです．目標に準拠した評価では，この2つを用いて学習上の進歩を多角的にとらえます．

（2）相対評価

　相対評価は，絶対評価の主観性に対して，客観性と信頼性を確保するために戦後に導入された評価で，「基本的に，集団の中の他の人達と比べて優れているか劣っているかを判断する」（梶田，2020，p88）評価をさします．たとえば，ある学年の成績を5段階で評価するとき，正規分布に照らして上位数パーセントの成績を5，次の数パーセントを4といった具合に，1まで付けていき，学生個人の成長とは無関係に集団内の順位を決めていきます．ただし，学生個人の学力の実態を反映していないという問題があります．

（3）到達度評価

　到達度評価は，相対評価が他者との比較で相対的な位置を明らかにする一方で，学生個人の学力の実態を反映していないという問題に対応するために導入されました．この評価では，到達目標を設定し，この基準に沿って学生の到達度を判断します．到達目標は，何のために何を評価するのかという教育的価値に根差して設定することが重要です．そして，学生が目標に到達しなかった場合，学生に問題があるのではなく，到達目標の設定を含め，授業設計や指導方法といった教育活動に課題があると考える点が特徴です．

　ただし，学生に「等しく形成されるべき学力内容を到達目標として明確にしていくことを促すという点」（若松，2010，p23）で意義のある評価方法ですが，「豊かな学習を縛る，あるいは，それはあくまでも外的な評価・結果の評価・量的な評価にすぎないといった批判」（p23）もあります．

形成的評価としての日々の実習記録，総括的評価としてのレポートやルーブリック，チェックリストを用いた自己評価，面接法があります．

　ポートフォリオでは，これまでの学習体験を振り返り，実習への意欲や課題を整理します．実習終了後には，学んだことや今後の目標を記します．チェックリストでは，看護技術の習得状況を確認します．日々の実習記録は，目標に照らした進捗状況を確認し，指導にいかすとともに，重要なパフォーマンス評価のひとつになります．実習終了後の面接では，自己評価の内容を活用することがあり，目標の到達度を共有し，今後の学習課題を明確にします．

> 評価方法や評価用具が，講義，演習，実習でどのように活用されるのか，理解できたでしょうか．

4. カリキュラム評価

　カリキュラムにはさまざまな意味がありますが，「学校において教育目標を達成させるための教育活動の計画書」（藤岡, 1996, p7）ととらえると，カリキュラム評価の対象は，教育活動の全体であると考えられます．また，カリキュラムそのものだけを対象とするのではなく，「カリキュラムを支えている外部的なもの，たとえば，教育行政なども評価の対象に含まれる」（小山, 2000, pp191-192）という考え方もあります．そして，「学校で編成し実施するカリキュラム（教育課程）の有効適切性について吟味検討」（梶田, 1994, p87）することがカリキュラム評価の目的です．

（1）カリキュラム評価の対象と評価者

　梶田（1994）は，「教育活動の計画と実施と効果の総体」（p5）をカリキュラム評価の対象とすべきと述べています．ここにカリキュラムを支える外部的な要素を含めると，教育活動に必要な施設設備や機器類の整備や活用状況，教育活動に携わる教員の能力を向上させるための研修等の体制整備，教育活動にかかる費用なども含まれます．

　そして，これらを評価する者は，カリキュラムを作成した委員会，カリキュラムを実施する教員，教育活動の主体である学生，そして学外を含む関係者以外の第三者です．さまざまな視点から多面的に評価することでカリキュラムの課題を抽出し，改善に向けた取り組みが行われます．

（2）カリキュラム評価の方法

　カリキュラム評価の対象は多岐にわたることから，対象にあった評価方法を選択する必要があります．

　設定した目標の達成について評価する場合は，目標に沿った客観的な指標を活用するなど定量的な方法を用いることができます．一方，教育活動の実施状況や効果を広くとらえて評価する場合は，

定量的な方法のみでなく，教員や学生の主観的な経験，学生の変化を定性的な方法で評価することも必要です．一定の価値基準に偏らずに評価すること，目標にとらわれずに評価することで，カリキュラムを多面的に分析できます．

　評価のタイミングは前述のとおり，作成されたカリキュラムを実施する前に行う診断的評価，カリキュラムを実施しながら行う形成的評価，カリキュラムを実施した後に行う総括的評価に大別できます．

　診断的評価では，「カリキュラムの全体，年間計画，週案などの構成の状況」（小山，2000，p200）を見て，配当時間数，順序性，授業形態の適切性を判断します．また，学年別，分野別の構成を見て，無理がないかどうかを確認します．そのうえで，「他の学校や標準的なカリキュラムと比較してみると，よりいっそう自校のカリキュラムパターンが明確になり，独自性の発見と同時に歪みの発見も容易になる」（p201）といわれています．

　形成的評価では，講義や演習，実習などの授業がカリキュラムに沿って実施されているかどうかを確認します．これは，教育活動にかかわる教員がカリキュラムをどの程度，理解しているかを評価することにもなります．そして，授業の指導案，学生と教員の相互作用に注目した評価も行われます．また，教育活動を支える施設設備や教育活動にかかる人員，予算等も評価の対象に含まれます．

　総括的評価では，カリキュラムを実施した結果としての学生の成長を確認します．具体的には，成績評価にみる学力の実態，学生の学校生活への満足度，学生による授業評価などがあります．看護教育では国家試験の合格率も含まれます．

> カリキュラム評価の対象は，カリキュラムそのものだけではなく，
> カリキュラムを支える外部的な要素も含まれます．

5. 大学等における教育の質保証のための評価

(1) 自己点検・評価

　大学教育の質を保証するため，国公私立のすべての大学に対して，教育研究等の現状を自己点検し，現状を正確に把握し認識したうえで，すぐれている点や改善すべき点などを自己評価することが義務づけられています．この自己点検と自己評価は，大学設置基準のなかで1991年から努力義務化され，1999年からは義務化されました．また，2004年度には学校教育法でも規定されました．

(2) 認証評価制度

　大学の自己点検・自己評価が義務化された後，質保証の強化に向けて，2002年の中央教育審議会で第三者評価制度の導入が提言され，2004年から文部科学大臣の認証を受けた評価機関（以下，

認証評価機関）による認証評価制度が学校教育法等により義務づけられました.

この制度には2種類があります. ひとつは, 大学, 短期大学, 高等専門学校の教育研究, 組織運営および施設設備の総合的な状況について7年以内ごとに評価を受ける機関別認証評価です. もうひとつは, 専門職大学および専門職大学院等の教育課程, 教員組織, その他教育研究活動の状況について5年以内ごとに評価を受ける分野別認証評価です.

2021年5月時点で, 機関別認証評価を行う認証評価機関は5つ, 専門職大学院の分野別認証評価機関は13あります.

●機関別認証評価の流れ

大学等は認証評価機関を選択し, 評価を受けます. 評価項目は各認証評価機関が定めており, 「理念・目的」「教育研究組織」「教員・教員組織」「教育内容・方法・成果」「学生の受け入れ」「学生支援」「教育研究等環境」「社会連携・社会貢献」「管理運営・財務」「内部質保証」などで構成されています.

大学等はこれらの項目に沿って実施した自己点検評価を書類にまとめ, 認証評価機関に提出します. 認証評価機関は提出された書類をもとに書面評価を行った後, 大学で実地調査を行います. 実地調査では, 書類では不明な点の事実確認, 現場の視察, 関係者への聞き取りを行います.

その後, 評価結果が取りまとめられ, 場合によっては意見申立の審議を経て, 最終的な大学評価結果が大学へ通知されます. 大学は結果を確認し, 改善の指摘があった場合は, 指定の期日までに改善報告書を認証評価機関に提出します. また, 大学評価結果や改善報告書は, 文部科学大臣へ報告されるとともに, 大学や認証評価機関のウェブサイト等で社会に向けて公表されます.

●認証評価制度の効果と課題

制度の導入から12年経過した2016年, 「認証評価制度の充実に向けて（審議まとめ）」（文部科学省中央教育審議会大学分科会）が発表されました. これによると, 制度の導入により評価が根づいていること, 評価結果にもとづいた教育研究活動の改善がはかられ一定の成果があることが明らかにされました.

一方, 課題として, 必ずしも教育研究活動の質的改善を中心としたものではないこと, 改善にいかす仕組みが十分でないこと, 評価を受ける側の準備にかかる労力や費用負担が少なくないこと, 社会の認知度が十分でないことが指摘されました. これらの課題に対して, 評価項目の工夫, 評価方法の簡略化, 評価サイクルの検討, 他の評価の活用, 社会にわかりやすく発信するための定量的な評価などが検討事項として示されました.

このように, 認証評価制度は, 運用の途中経過において, 評価サイクル（大学等は7年以内ごと）を活用し, 形成的評価を繰り返しながら, その都度明らかになった課題の改善に取り組む制度となっています.

(3) 分野別評価

機関としての大学等を単位とする機関別認証評価だけでなく, 学問の専門分野の具体的な教育内容や学習成果の特性をふまえた分野別評価もあります. 2008年に出された「学士課程教育の構築に向けて」において, 将来的な分野別評価の実施を視野に入れて, 大学団体等を支援し, 日本学術会

議との連携をはかりつつ，分野別の質保証の枠組みを促進することが示されました．その後，日本学術会議で「分野別の教育課程編成上の参照基準」が策定され，2020年12月には33分野の参照基準文書が公表されています．看護学分野については2017年9月29日に公表されました．

前述の専門職大学院を除いて，分野別評価は学校教育法等にもとづいていませんので，義務ではありません．しかし，医学，歯学，薬学，看護学では分野別の第三者評価が開始されています．

●看護学の分野別評価

看護学の分野別評価を行う第三者機関として，2018年に日本看護学教育評価機構が設立されました．看護学教育の質の保証と国民の保健医療福祉に貢献することを目的として，2020年度から評価が実施され，2020年～2022年度までの3年間で21校が受審し，20校が適合認定を取得しています．評価は，看護学分野のカリキュラムやシラバス，学修成果の適切性，教育・学修方法，教員の教授力など，実際の教育活動について行われます．

●医学，歯学，薬学の分野別評価

医学の分野別評価制度は，医学・医療のグローバル化から医学教育の質を国際的見地から保証することによって，国際的に通用する医師養成制度を確立するための必須要件として整備されました．分野別評価を実施する第三者機関として2015年に日本医学教育評価機構を設立し，2017年から分野別評価を開始しています．

歯学の分野別評価制度は，歯学教育に対する社会の期待・要請に応えるとともに，その質を保証する必要性から2017年に歯学教育分野別評価協議会が設置され検討が開始されました．2019年に大学基準協会と協力しながら評価制度を設計することが決定し，2021年度より分野別評価を開始しています（西原，2022）．

薬学の分野別評価は，薬学教育が6年制になるための法律改正をする際に，衆参両院において第三者評価体制の整備を進めることなどにより，質の高い教育の維持向上をはかるよう留意することという附帯決議が採択されたことを受けて進められました．薬剤師養成としての6年制の薬学教育機関の質を保証する第三者評価機関を設置し，適正に評価することが社会からの要請として課せられたわけです（小澤，2018）．2008年に薬学教育評価機構を設置し，2013年から分野別評価を開始しています．

> 大学教育の質を保証するために，自己点検・自己評価の他，
> 第三者機関による認証評価を受けることが義務化されています．

● 文献

・Dannelle DS,Antonia JL(2013):INTRODUCTION TO RUBRICS./佐藤浩章(2014):高等教育シリーズ163 大学教員のためのルーブリック評価入門.玉川大学出版部.

・東洋,他編(1988):現代教育評価辞典.金子書房.

・石井英真(2010):ルーブリック.「やわらかアカデミズム・‹わかる›シリーズ よくわかる教育評価」.第2版,田中耕治編,ミネルヴァ書房.

・糸賀暢子,他(2017):看護教育のためのパフォーマンス評価 ルーブリック作成からカリキュラム設計へ.医学書院.

・岩内亮一,他(2010):教育学用語辞典.第四版(改訂版).学文社.

・小澤孝一郎(2018):薬学教育の国際的な評価の動向.大学評価,17:67-75.

・梶田叡一(1992):教育評価.第2版,有斐閣.

・梶田叡一(1994):教育における評価の理論Ⅱ 学校学習とブルーム理論.金子書房.

・梶田叡一(2020):教育評価を学ぶ いま問われる「評価」の本質.文溪堂.

・岸本実(2010):ポートフォリオ評価法.「やわらかアカデミズム・‹わかる›シリーズ よくわかる教育評価」.第2版,田中耕治編,ミネルヴァ書房.

・小山眞理子(2000):看護教育講座2 看護教育のカリキュラム.医学書院.

・厚生労働省(2021):医道審議会保健師助産師看護師分科会「保健師助産師看護師国家試験制度改善検討部会報告書(R3.3.31)」
https://www.mhlw.go.jp/content/10805000/000763772.pdf(2022.12.27.閲覧)

・日本看護学教育評価機構:JABNEについて.
https://jabne.or.jp/outline/jabne.php(2023.10.22.閲覧)

・日本看護学教育評価機構:‹2022年度›事業報告書.
https://jabne.or.jp/wp/w p-content/up-loads/2022jigyouhoukoku.pdf(2023.10.22.閲覧)

・日本医学教育評価機構:日本医学教育評価機構(Japan Accreditation Council for Medical Education:JACME)とは?設立の目的と背景.
https://www.jacme.or.jp/about/index.php(2023.10.27.閲覧)

・西岡加名恵(2016):教科と総合学習のカリキュラム設計 パフォーマンス評価をどう活かすか.図書文化社.

・西原達次,他(2022):‹特別講演3›歯学教育の質保証に向けた第三者評価について.日本歯科医学教育学会雑誌,38(1):8-11.

・橋本重治(1976):新・教育評価総説上.金子書房.

・藤岡完治,「看護教育」編集室(1996):看護教育新カリキュラム展開ガイドブックNo.2 新カリキュラム評価の視点と方法.医学書院.

・文部科学省:認証評価制度.
https://www.mext.go.jp/a_menu/koutou/daigaku/04052801/index_00002.htm(2023.10.22.閲覧)

・文部科学省(2009以前):25.大学評価等について.
https://www.mext.go.jp/b_menu/shingi/chukyo/chukyo4/003/gijiroku/attach/1415993.htm(2023.1.31.閲覧)

・文部科学省(2016):認証評価制度の充実に向けて(審議まとめ).中央教育審議会大学分科会.
https://www.mext.go.jp/b_menu/shingi/chukyo/chukyo4/houkoku/_icsFiles/afieldfile/2016/03/25/1368868_01.pdf(2022.12.27.閲覧)

・薬学教育評価機構:概要.https://www.jabpe.or.jp/about/index.html(2023.10.22.閲覧)

・若松身歌(2010):個人内評価.「やわらかアカデミズム・‹わかる›シリーズ よくわかる教育評価」.第2版,田中耕治編,ミネルヴァ書房.

・若松身歌(2010):到達度評価.「やわらかアカデミズム・‹わかる›シリーズ よくわかる教育評価」.第2版,田中耕治編,ミネルヴァ書房.

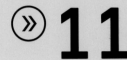

Chapter 11 看護教員

　看護大学や看護専門学校などの看護師学校養成所で教えていて，看護師免許をもつ教員のことを一般的に看護教員とよびます．すでに看護大学や看護専門学校の違いは説明していますが，教育機関としての違いを反映して，教員組織の構造が異なり，教員の資格も異なっています．ここでは，看護大学，看護短期大学，看護専門学校を中心に，教員組織，教員の資格，職務内容と役割について説明していきます．

1. 看護師学校養成所に定められている教員組織について

　看護大学，看護短期大学，看護専門学校のいずれも，看護師免許を取得するという点では，保健師助産師看護師学校養成所指定規則（以下，指定規則）に定められている教員が必要になります．

　たとえば，看護師学校養成所の基準では，看護師免許を取得するために必要な教育内容を教えるのに適当な教員が必要で，そのうち8人以上は看護師免許をもっている専任教員でなければなりません．それは，看護大学，看護短期大学，看護専門学校のいずれにおいても必要なことで，8人未満では看護師学校養成所として認められません．

　また，専任教員のうち，一人は教務に関する主任者が必要になります．教務に関する主任者とは，一般に，学校長の監督のもと，教育計画の立案，その他の教務に関する事項について連絡調整および指導，助言にあたる者をさします．専門学校では教務主任や教務主事，教務責任者等の名称を用いています．

保健師助産師看護師学校養成所指定規則　第4条の4
　別表3に掲げる各教育内容を教授するのに適当な教員を有し，かつ，そのうち8人以上は看護師の資格を有する専任教員とし，その専任教員のうち1人は教務に関する主任者であること．

　教員の8人以上は看護師資格をもつ専任教員が必要で，そのうち一人は教務に関する主任者となります．

2. 教員組織の違いについて

1) 看護大学・看護短期大学の教員組織について

　大学・短期大学では，その教育研究上の目的を達成するため，その規模ならびに授与する学位の種類および分野に応じて，必要な教員および事務職員等からなる教育研究上の組織を編制しなければならないことが各設置基準で定められています．ここでは教員だけに注目して，その組織を説明します．

　大学・短期大学の教員組織は，学長のもと，教授，准教授，助教，助手といった教員を配置しなければなりませんが，教育研究上の組織として適切と認められる場合には，准教授や助教，助手を配置しなくてもよいとされています．他に，副学長や学部長，講師などを配置することもできます．それぞれの役割は，学校教育法の第92条で定められています（**表11-1**）．

　大学によって異なりますが，看護大学のなかにも各専門分野や専門領域，あるいは研究室といった組織があって，そのなかに，教授，准教授，助教，助手といった教員がいます．つまり，教授などは職位（組織内の仕事上の地位）を示していて，階層性が比較的，明確な教員組織です．

表11-1　大学・短期大学の教員組織とその役割

大学・短期大学
学校教育法　第92条　大学には学長，教授，准教授，助教，助手及び事務職員を置かなければならない．ただし，教育研究上の組織編制として適切と認められる場合には，准教授，助教又は助手を置かないことができる． 2　大学には，前項のほか，副学長，学部長，講師，技術職員その他必要な職員を置くことができる．

学長	校務をつかさどり，所属職員を統督する．
副学長	学長を助け，命を受けて校務をつかさどる．
学部長（短大の場合は学科長）	学部に関する校務をつかさどる．（学科に関する校務をつかさどる．）
教授	専攻分野について，教育上，研究上又は実務上の特に優れた知識，能力及び実績を有する者であって，学生を教授し，その研究を指導し，又は研究に従事する．
准教授	専攻分野について，教育上，研究上又は実務上の優れた知識，能力及び実績を有する者であって，学生を教授し，その研究を指導し，又は研究に従事する．
助教	専攻分野について，教育上，研究上又は実務上の知識及び能力を有する者であって，学生を教授し，その研究を指導し，又は研究に従事する．
助手	その所属する組織における教育研究の円滑な実施に必要な業務に従事する．
講師	教授又は准教授に準ずる職務に従事する．

2) 看護専門学校の教員組織について

看護専門学校の場合，専修学校として求められる教員組織として，校長と相当数の教員を配置することが定められていますが，教員のなかに，大学のような職位はありません．看護専門学校はそのほとんどが看護師養成所になるので，「看護師等養成所の運営に関する指導ガイドライン」で定められている教員を配置しています（表11-2）．

看護師の資格をもつ教員は専任教員とよばれ，そのなかで教務主任となる教員や実習調整者となる教員を配置します．その他，実習指導教員やその他の科目を担当する教員を配置しますが，これらの教員は非常勤の教員の場合が多いです．

病院付属看護専門学校では，学校長が病院長を兼務していることが多く，その場合には，学校長を補佐する者として，副学校長などとよばれる専任教員を配置しています．職位がないため専任教員間に階層性はなく，いわゆる鍋蓋組織となっています．

表11-2　専門学校の教員組織とその役割

専修学校		看護師等養成所の運営に関する指導ガイドライン	
学校教育法第129条　専修学校には，校長及び相当数の教員を置かなければならない． 学校教育法施行規則第185条　専修学校には，校長及び教員のほか，助手，事務職員その他の必要な職員を置くことができる．			
校長	教育に関する識見を有し，かつ，教育，学術又は文化に関する業務に従事した者でなければならない．	養成所の長およびそれを補佐する者	養成所の長が兼任である場合又は2以上の課程を併設する場合には，長を補佐する専任の職員を配置することが望ましいこと． 養成所の長を補佐する専任の職員を置く場合は，長又は長を補佐する専任の職員のいずれかは看護職員とすること．
教員	その相当する教育に関する専門的な知識又は技能に関し，文部科学大臣の定める資格を有する者でなければならない．	専任教員	
		教務主任	
		実習調整者	臨地実習全体の計画の作成，実習施設との調整等を行う者．
		実習指導教員	実習施設等で学生の指導に当たる看護職員を実習指導教員として確保することが望ましいこと．
		その他の教員	各科目を教授する教員．当該科目について相当の学識経験を有する者であること． 各科目を担当する教員は，経歴，専門分野等を十分に考慮して選任すること．

3. 教育機関による教員資格の違い

1）大学教員の資格について

　大学教員の資格は，**表11-3**のとおり，「大学設置基準」に定められています．

　たとえば，教授の場合，大学における教育を担当するのにふさわしい教育上の能力をもっていることが求められます．それに加えて，博士の学位や研究上の業績などによって，研究上のとくにすぐれた能力をもっているかを判断します．実務上のとくにすぐれた能力をもっているかについては，研究上の業績だけでなく，実務上の業績を加味して判断します．大学は教育研究機関であり，教育

表11-3 「大学設置基準」による大学教員の資格

学長	第12条 学長となることのできる者は，人格が高潔で，学識が優れ，かつ，大学運営に関し識見を有すると認められる者とする．
教授	第13条 教授となることのできる者は，次の各号のいずれかに該当し，かつ，大学における教育を担当するにふさわしい教育上の能力を有すると認められる者とする． 1. 博士の学位（外国において授与されたこれに相当する学位を含む．）を有し，研究上の業績を有する者 2. 研究上の業績が前号の者に準ずると認められる者 3. 学位規則第5条の2に規定する専門職学位（外国において授与されたこれに相当する学位を含む．）を有し，当該専門職学位の専攻分野に関する実務上の業績を有する者 4. 大学又は専門職大学において教授，准教授又は基幹教員としての講師の経歴（外国におけるこれらに相当する教員としての経歴を含む．）のある者 5. 芸術，体育等については，特殊な技能に秀でていると認められる者 6. 専攻分野について，特に優れた知識及び経験を有すると認められる者
准教授	第14条 准教授となることのできる者は，次の各号のいずれかに該当し，かつ，大学における教育を担当するにふさわしい教育上の能力を有すると認められる者とする． 1. 前条各号のいずれかに該当する者 2. 大学又は専門職大学において助教又はこれに準ずる職員としての経歴（外国におけるこれらに相当する職員としての経歴を含む．）のある者 3. 修士の学位又は学位規則第5条の2に規定する専門職学位（外国において授与されたこれらに相当する学位を含む．）を有する者 4. 研究所，試験所，調査所等に在職し，研究上の業績を有する者 5. 専攻分野について，優れた知識及び経験を有すると認められる者
講師	第15条 講師となることのできる者は，次の各号のいずれかに該当する者とする． 1. 第13条又は前条に規定する教授又は准教授となることのできる者 2. その他特殊な専攻分野について，大学における教育を担当するにふさわしい教育上の能力を有すると認められる者
助教	第16条 助教となることのできる者は，次の各号のいずれかに該当し，かつ，大学における教育を担当するにふさわしい教育上の能力を有すると認められる者とする． 1. 第13条各号又は第14条各号のいずれかに該当する者 2. 修士の学位（医学を履修する課程，歯学を履修する課程，薬学を履修する課程のうち臨床に係る実践的な能力を培うことを主たる目的とするもの又は獣医学を履修する課程を修了した者については，学士の学位）又は学位規則第5条の2に規定する専門職学位（外国において授与されたこれらに相当する学位を含む．）を有する者 3. 専攻分野について，知識及び経験を有すると認められる者
助手	第17条 助手となることのできる者は，次の各号のいずれかに該当する者とする． 1. 学士の学位又は学位規則第2条の2の表に規定する専門職大学を卒業した者に授与する学位（外国において授与されたこれらに相当する学位を含む．）を有する者 2. 前号の者に準ずる能力を有すると認められる者

研究の成果を広く社会に提供してその発展に貢献することが求められていますので，中核となる教員である教授の資格に学位や研究業績などが含まれているのです．

准教授以下も同様の考え方ですが，准教授と助教に求められる学位は修士以上となります．

2) 短期大学教員の資格について

短期大学教員の資格は，**表11-4**のとおり，「短期大学設置基準」に定められています．

たとえば，教授の場合，短期大学における教育を担当するのにふさわしい教育上の能力をもっていることが求められます．それに加えて，博士の学位や研究上の業績などによって，研究上のとくにすぐれた能力をもっているかを判断します．短期大学も深く専門の学芸を教授研究することを目的にする学校なので，大学と同様に，教授の資格に学位や研究業績などが含まれています．

一方，短期大学に特徴的な資格として，第4号の「芸術上の優れた業績を有すると認められる者及び実際的な技術の修得を主とする分野にあっては実際的な技術に秀でていると認められる者」があります．短期大学は職業または実際生活に必要な能力の育成が教育目的に位置づけられていますので，大学とは異なって，実際的な技術に秀でている者が教授になることができます．また，第6号の「研究所，試験所，病院等に在職し，研究上の業績を有する者」も同様に短期大学の教育目的を考慮した特徴的な資格です．

表11-4 「短期大学設置基準」による短期大学教員の資格

学長	第22条の3 学長となることのできる者は，人格が高潔で，学識が優れ，かつ，大学運営に関し識見を有すると認められる者とする．
教授	第23条 教授となることのできる者は，次の各号のいずれかに該当し，かつ，短期大学における教育を担当するにふさわしい教育上の能力を有すると認められる者とする． 1. 博士の学位（外国において授与されたこれに相当する学位を含む．）を有し，研究上の業績を有する者 2. 研究上の業績が前号の者に準ずると認められる者 3. 学位規則第5条の2に規定する専門職学位（外国において授与されたこれに相当する学位を含む．）を有し，当該専門職学位の専攻分野に関する実務上の業績を有する者 4. 芸術上の優れた業績を有すると認められる者及び実際的な技術の修得を主とする分野にあっては実際的な技術に秀でていると認められる者 5. 大学又は高等専門学校において教授，准教授又は基幹教員としての講師の経歴（外国におけるこれらに相当する教員としての経歴を含む．）のある者 6. 研究所，試験所，病院等に在職し，研究上の業績を有する者 7. 特定の分野について，特に優れた知識及び経験を有すると認められる者
准教授	第24条 准教授となることのできる者は，次の各号のいずれかに該当し，かつ，短期大学における教育を担当するにふさわしい教育上の能力を有すると認められる者とする． 1. 前条各号のいずれかに該当する者 2. 大学又は高等専門学校において助教又はこれに準ずる職員としての経歴（外国におけるこれらに相当する職員としての経歴を含む．）のある者 3. 修士の学位又は学位規則第5条の2に規定する専門職学位（外国において授与されたこれらに相当する学位を含む．）を有する者 4. 特定の分野について，優れた知識及び経験を有すると認められる者
講師	第25条 講師となることのできる者は，次の各号のいずれかに該当する者とする． 1. 第23条又は前条に規定する教授又は准教授となることのできる者 2. 特定の分野について，短期大学における教育を担当するにふさわしい教育上の能力を有すると認められる者

助教	第25条の2　助教となることのできる者は，次の各号のいずれかに該当し，かつ，短期大学における教育を担当するにふさわしい教育上の能力を有すると認められる者とする. 　1. 第23条各号又は第24条各号のいずれかに該当する者 　2. 修士の学位（医学を履修する課程，歯学を履修する課程，薬学を履修する課程のうち臨床に係る実践的な能力を培うことを主たる目的とするもの又は獣医学を履修する課程を修了した者については，学士の学位）又は学位規則第5条の2に規定する専門職学位（外国において授与されたこれらに相当する学位を含む.）を有する者 　3. 特定の分野について，知識及び経験を有すると認められる者
助手	第26条　助手となることのできる者は，次の各号のいずれかに該当する者とする. 　1. 学士の学位又は学位規則第2条の2の表に規定する専門職大学を卒業した者に授与する学位（外国において授与されたこれらに相当する学位を含む.）を有する者 　2. 前号の者に準ずる能力を有すると認められる者

3）看護専門学校の教員資格について

　看護専門学校の場合，「専門学校設置基準」の教員資格を満たす必要がありますが，「看護師等養成所の運営に関する指導ガイドライン」で定められている教員資格のほうが求められる基準が厳しいため，そちらが優先されます（**表11-5**）.

　専門学校の場合，教員は「その担当する教育に関する教育，研究，又は技術に関する業務に従事

表11-5　看護専門学校の教員資格

専修学校設置基準　第41条		看護師等養成所の運営に関する指導ガイドライン 第5-1（看護師養成所のみ抜粋）	
教員	専門課程の教員は，次の各号のいずれかに掲げる者でその担当する教育に関し，専門的な知識，技術，技能等を有するものでなければならない. 　1 専修学校の専門課程を修了した後，学校，専修学校，各種学校，研究所，病院，工場等（以下「学校，研究所等」という.）においてその担当する教育に関する教育，研究又は技術に関する業務に従事した者であって，当該専門課程の修業年限と当該業務に従事した期間とを通算して6年以上となる者 　2 学士の学位を有する者にあっては2年以上，短期大学士の学位又は準学士の称号を有する者にあっては4年以上，学校・研究所等においてその担当する教育に関する教育研究又は技術に関する業務に従事した者 　3 高等学校（中等教育学校の後期課程を含む）において2年以上主幹教諭，指導教諭又は教諭の経験のある者 　4 修士の学位又は学位規則第5条の2に規定する専門職学位を有する者 　5 特定の分野について特に優れた知識，技術，技能及び経験を有する者 　6 その他前各号に掲げる者と同等以上の能力があると認められる者	専任教員	看護師養成所の専任教員となることのできる者は，次のいずれにも該当する者であること.　ただし，保健師，助産師又は看護師として指定規則別表3の専門分野の教育内容（以下「専門領域」という.）のうちの1つの業務に3年以上従事した者で，大学において教育に関する科目を履修して卒業したもの又は大学院において教育に関する科目を履修したものは，これにかかわらず専任教員となることができること. 　ア 保健師，助産師又は看護師として5年以上業務に従事した者 　イ 専任教員として必要な研修を修了した者又は看護師の教育に関し，これと同等以上の学識経験を有すると認められる者 　＊研修とは 　（ア）厚生労働省が認定した専任教員養成講習会（旧厚生省が委託実施したもの及び厚生労働省が認定した看護教員養成講習会を含む.） 　（イ）旧厚生労働省看護研修研究センターの看護教員養成課程 　（ウ）国立保健医療科学院の専攻課程（平成14年度及び平成15年度旧国立公衆衛生院の専攻課程看護コースを含む.）及び専門課程地域保健福祉分野（平成16年度）
		教務主任	教務主任となることのできる者は，（1）から（4）までのいずれかに該当する者であって，次のいずれかに該当するものであること. 　ア 専任教員の経験を3年以上有する者 　イ 厚生労働省が認定した教務主任養成講習会修了者 　ウ 旧厚生労働省看護研修研究センターの幹部看護教員養成課程修了者 　エ アからウまでと同等以上の学識経験を有すると認められる者

131

した者」とされ，専門学校を卒業した者は，その修業年限とその業務に従事した年限を合わせて6年以上となる者とされています．つまり，一般には，3年制の専門学校を卒業して，その業務に3年以上従事すれば，教える資格を得られることになります．しかし，看護専門学校の場合には，「指導ガイドライン」に，看護師として5年以上業務に従事し，専任教員として必要な研修を受けることが定められているので，そちらが優先されるわけです．

大学や短期大学の教員と異なるのは，学位や研究上の業績を求められるのではなく，業務経験を積んでいることが求められる点です．専門学校は職業または実際生活に必要な能力の育成が主たる教育目的ですので，職業における実務経験が重視されるのです．

看護専門学校の専任教員には，定められた研修を受けることが求められていることが特徴です．なお，大学で教育に関する科目を履修して卒業した場合や，大学院で教育に関する科目を履修した場合には，研修を受けなくても専任教員になることができます．

4）看護高校（5年一貫教育）の教員資格について

高等学校の教員については，原則として学校の種類ごとに教員免許状が必要となります．高等学校の衛生看護科や看護科の場合，高等学校教諭専修免許状（看護）または高等学校教諭一種免許状（看護）が必要になります．専修免許状は大学院修士課程修了相当であり，一種免許状は大学卒業相当の免許ですが，指導できる範囲に違いはありません．文部科学省から認定を受けた教職課程のある大学・大学院で，教職に関する科目と看護に関する必要な科目を修得して卒業する必要があります．2022年4月現在，普通免許状（看護）を取得できる大学は11校[※1]，大学院は44課程あります．

また，高等学校の教科「看護」の特別免許状を取得することによって，高等学校の教員となることが可能です．特別免許状[※2]とは，社会的経験を有する者に，教育職員検定を経て授与されるもので，授与を受けるには，任命または雇用しようとする者の推薦が必要で，教科に関する専門的な知識経験または技能，社会的信望，教員の職務に必要な熱意と識見を有することが求められます．看護師の豊富な臨床経験と学校での臨時任用での実習助手などの経験をもつ者が推薦を受けて，都道府県の特別免許状審査会を経て，教育職員検定にて合格した場合，その都道府県で高等学校の看護教員として採用されます．

※1 文部科学省ウェブサイト（教員免許状（普通免許状）を取得可能な大学等）.
　https://www.mext.go.jp/a_menu/shotou/kyoin/daigaku/index.htm
※2 文部科学省ウェブサイト（教員免許制度の概要）.
　https://www.mext.go.jp/a_menu/shotou/kyoin/20220913-mxt_kouhou02-1.pdf

> 大学，短期大学，専門学校，高校，それぞれの主たる教育目的にあわせて，教員に求められる資格が異なっています．

4. 教員の職務内容と役割

1) 大学教員の職務内容と役割

　教育基本法第7条第1項に「大学は，学術の中心として，高い教養と専門的能力を培うとともに，深く真理を探究して新たな知見を創造し，これらの成果を広く社会に提供することにより，社会の発展に寄与する」と定められています．大学には「教育」「研究」「社会貢献」という3つの使命があり，大学教員にもそれらが求められます．さらに，大学そのものを運営する「大学運営」の職務も加わります．つまり，大学教員の職務には，教育，研究，社会貢献，大学運営の4つがあります．

(1) 教育

　教育の職務では，学生に対して，担当科目の授業や研究指導を行います．また，授業方法を工夫し，わかりやすく効果的な教材を開発することが求められます．大学では，教員の研究分野・領域の専門性からその科目を担当するのに適格であるかを決めています．したがって，その科目に関連する教育経験が短い場合や，研究業績がほとんどない場合には，その科目を担当したり，研究を指導したりすることはできません．

　教育の職務には，授業や研究指導以外にも，学生生活や就職活動に関する相談や助言を行うことが含まれます．担任制やアドバイザー制を導入している大学も多く，学生生活への支援は大学教員の重要な役割です．

(2) 研究

　研究の職務では，さまざまな課題に対して研究計画を立て，それを遂行し成果を発表する活動が行われます．看護系大学のウェブサイトで，各教員の専門領域とともに研究テーマや発表された論文などが紹介されているので，興味のある人は確認してみましょう．看護学ではない他の学問分野の教員たちと共同研究することも多いです．

　「研究」は大学教員の重要な使命でもあり，研究成果が知的共有財産となり，私たちの日常生活に利用されていきます．それらは大学における教育の基盤にもなりますし，「社会貢献」にもつながります．みなさんが学んでいる看護学の内容は，先人たちの研究成果が集められたものです．また，実際の看護実践も，研究成果を応用して技術化したものです．

(3) 社会貢献

　社会貢献の職務では，教育活動によって優秀な学生を育成して社会に輩出することや，研究活動によって新たな知見を社会に提供していくことの他に，その地域の住民に対する活動があります．

　たとえば，看護系大学では，地域住民に対して健康教育を行ったり，「まちの保健室」といった

活動で健康相談を行ったりしています．また，災害時にその地域の健康支援を行ったり，新型コロナウイルス感染症が蔓延した時期には大学教員が保健所を支援したりもしました．他にも，国の政策を決める会議の構成員として参加することが社会貢献としてあげられます．

（4）大学運営

　大学を運営するために多くの委員会が設置され，教員たちが役割を担っています．教育の根幹であるカリキュラムの開発や円滑な運営はもちろんのこと，教育環境の点検整備，オープンキャンパスの企画運営，入学試験の運営など，さまざまな事柄を検討しなければならず，そこに大学教員が携わっています．

2）専門学校教員の職務内容と役割

　看護専門学校の目的は看護師を養成することであるため，「教育」が最も重要な教員の職務であり，加えて「学校運営」も求められます．しかし，大学と異なり，研究機関ではないことから，「研究」を職務に加えることは一般的ではありません．研究活動を行っている看護専門学校の教員が存在することも事実ですが，それらは教育活動につながる研究活動が主流です．大学教員には研究者番号が付与され，科学研究費といった公的研究費を申請できますが，専門学校の教員には研究者番号が付与されませんので，教員たちの主体的な努力のもとに研究活動が行われています．

　厚生労働省から2010年に出された「今後の看護教員のあり方に関する検討会報告書」（厚生労働省，2010）には，看護教員に求められる5つの能力が示されています．それらは，①教育実践能力，②コミュニケーション能力，③看護実践能力，④マネジメント能力，⑤研究能力です．ここでの研究能力とは，「専門分野の研究に関する最新情報を収集し，教育に活用できる能力」「日々の教育活動の中に課題を見出し，研究に取り組める能力」であり，日々の教育活動にいかすための研究能力です．そのため，専門学校教員は，教育のための研究を行っていると考えてよいでしょう．

　また，優秀な看護師を育成することは「社会貢献」にもつながりますし，地域の住民に対する社会活動を行っている専門学校も少なくありません．しかし，専門学校の教員組織は小規模であり，「社会貢献」の職務はそれほど強調されていないと考えます．

> 大学教員の職務は「教育」「研究」「社会貢献」「大学運営」の4つです．専門学校教員の職務は「教育」と「学校運営」に重点が置かれています．

　教員資格について述べた項目で，看護専門学校の専任教員には，定められた研修を受けることが求められているのが特徴であると説明しました．この研修には，専任教員養成講習会と教務主任養成講習会があり，「専任教員養成講習会及び教務主任養成講習会ガイドライン」にもとづいて実施されています．

1）専任教員養成講習会

　専任教員養成講習会の対象者は，「保健師，助産師若しくは看護師として5年以上業務に従事した者 ……（略）…… 本講習会修了後看護教育に従事する者」と定められています．履修時間は原則として31単位（660時間）以上です．

　講習会の科目と目標は，**表11-6**のとおり，看護教育に関係する内容が幅広く設定されています．2017年からe-ラーニングが導入されています．また，2021年度に教育内容が整理され，実習指導者講習会での受講単位などを積み上げられるようになりました．

表11-6　専任教員養成講習会の科目および目標

区分	内容	科目	目標・内容	単位数	時間数
基礎分野	教育の基盤	教育原理	教育の本質の基本知識，概念及び必要な理論を学ぶ． ・教育の本質，目的 ・教育活動の特性　等	1	15
		教育方法	教育方法の基本知識及び必要な理論を学ぶ ・授業形態，教育方法及び教材の活用 ・教授-学習過程の理解　等	1	15
		教育心理	人間の発達と学習過程における心理的な特徴についての基本知識及び必要な理論を学ぶ． ・成長発達に伴う学習者心理の理解 ・学習過程における心理　等	1	15
		教育評価	教育評価の基本知識及び必要な理論を学ぶ． ・教育評価の目的と方法 ・講義・演習・実習評価の方法　等	1	15
		情報通信技術	情報リテラシーの向上のため，情報社会に対応する基礎的知識及び看護師等養成所の組織運営に係る情報通信技術を学ぶ． ・ICTの特徴及び看護教育への活用方法 ・情報セキュリティ対策を含む情報マネジメントの基本　等	1	15
	看護論	看護論	人間の健康，看護の考え方を多角的に学び，看護についての視野を広げ，自己の看護観を明確にする． ・看護の機能と役割 ・看護場面と看護観の再構成 ・健康の概念と健康支援 ・倫理的課題とその対応方法　等	1	15

（次ページへ続く）

区分	内容	科目	目標・内容	単位数	時間数
専門分野		看護論演習	看護のあらゆる場で生じうる課題を明確にし，看護観を教授活動に反映する手法を学ぶ．看護実践を振り返り，看護の知の言語化及び倫理的課題の明確化を図る　等	1	30
	看護教育論	看護教育制度論	看護教育制度の変遷と現在の教育制度を理解し，これからの看護教育のあり方について考える． ・職業倫理と看護教育の責務 ・教育観の形成 ・看護教育と看護基礎教育の関係 ・看護教育制度の変遷と将来の展望 ・現行の教育制度の特徴　等	2	30
	看護教育課程	看護教育課程論	看護教育課程編成の基本的な考え方を学び，看護学全体の構造を理解し，看護教育課程編成の実際を学ぶ． ・教育課程の基礎的知識 ・教育課程の実際 ・教育目的・教育目標の設定 ・教育内容の組織化 ・領域横断の考え方　等	3	45
		看護教育課程演習	看護教育課程編成のプロセスを学び，看護教育のあり方を理解する． ・看護教育課程の編成の実際 ・看護教育課程の課題　等	2	60
	看護教育方法	看護教育方法論	指導案作成について学び，これを活用して講義，演習，実習等における展開方法を学ぶ． ・教材の精選と教材研究 ・指導案（講義・演習・実習）の作成方法 ・教育への研究成果の活用（EBE）等 ・研究方法・文献検索とクリティーク ・得られた知見の教授活動への活用　等	6	90
		看護教育方法演習	指導案を作成し模擬授業・演習・実習を行い，その結果を考慮し看護教育方法を身につける． ・学生の理解を促進する講義・演習・実習設計の方法 ・実習指導の実際と展開　等	3	90
	看護教育演習	専門領域別看護論演習	各専門領域別看護における教育内容，教育方法について学ぶ．（選択制） ・各専門領域の専門性の明確化 ・専門性を加味した教育内容及び方法の明確化　等	2	60
	看護教育評価	看護教育評価論	看護教育内容の評価方法を理解し，その適用について学ぶ． ・看護教育における講義・演習・実習評価の考え方 ・評価の目的と評価方法　等	2	30
		看護教育評価演習	実践した看護教育を評価し，看護教育評価の理解を深める． ・講義・演習・実習の評価基準及び評価手順の作成方法　等	1	30
	看護学校組織運営	看護学校組織運営論	看護師等養成所の組織運営の特性と管理のあり方を学ぶ． ・看護師等養成所の組織運営の基本 ・看護師等養成所の運営に関する指導ガイドラインの理解　等	1	15
	看護教育実習	看護教育実習	看護教育の理論と技術を実際に適用し，教員としての基本姿勢や教育方法等を学ぶ． ・指導計画（講義・演習・実習指導）の実践と課題解決 ・学生の理解と教員役割の考察と実践 ・カリキュラムの理解と自己の課題の明確化　等	2	90
合計				31	660

2) 教務主任養成講習会

　教務主任養成講習会の対象者は，看護専門学校の専任教員となることができる者で「看護教員として3年以上勤務した者」と定められています．履修時間は原則として11単位（255時間）以上です．

　講習会の科目と目標は，**表11-7**のとおり，養成所の運営や管理，教育の指導を行うために必要な専門的知識・技術などが設定されています．

表11-7　教務主任養成講習会の科目および目標

区分	内容	科目	目標・内容	単位数	時間数
専門分野	看護教育方法・評価	看護教育方法・評価開発	効果的な教育実践のため，教育方法に関する最新の知見を深めるとともに，教育目的・目標に合致した教育活動が展開されているかを評価するための方法及び評価結果に基づく改善方策に関する知識を深める． ・教育方法及び評価方法の改善方法 ・講義・演習・実習の評価　等	1	15
		看護教育方法・評価開発演習	学習目標に到達するための効果的な教育方法及び評価から見出した課題について改善する手法を学ぶ．	1	30
	看護学校経営	看護学校経営論	学校経営の基礎及び教育機関として望ましい経営・運営の手法を学ぶとともに，研究成果などの知見を深め，リーダーとして組織内外の活用可能なすべての資源を活用するために必要な知識を深める． ・学校管理経営（資金，管理費等） ・学校管理運営（目標管理，資源管理，危機管理等） ・自己点検・自己評価のマネジメント　等	2	30
		看護学校経営論演習	学校経営の基礎知識を踏まえ，地域社会にとって必要とされる教育機関であるための理念を具現化し，経営管理できる手法を学ぶ．	2	60
	看護教育課程開発	看護教育課程開発	最新の動向を踏まえて看護教育課程を多角的に分析し，新たな教育を追究するとともに，領域横断も含めた柔軟な教育課程を開発するために必要な知識・技術を学ぶ． ・教育課程の構造分析 ・教育に係る資源分析（人，教材等）　等	2	30
		看護教育課程開発演習	地域における保健医療福祉の動向から，求められる看護の方向性を具現化し，多様な場で実践能力を発揮できる看護教育課程を開発する過程を学ぶ．	3	90
合計				11	255

　看護師養成所の専任教員に必要な研修として，専任教員養成講習会，教務主任養成講習会があります．

　それぞれについて対象者や内容を確認しておきましょう．

6. 大学における組織的な研修について

　看護大学では，看護専門学校のように，看護教員になるための研修は定められていません．しかし，看護大学を含むすべての大学に，ファカルティ・ディベロップメント（faculty development；FD）とよばれる，組織的な研修と研究が義務づけられています．FDの目的は，学生への教育の充実をはかり，大学の授業の内容と方法を改善することにあります．

　FDとは，大学教員の資質や教育能力を開発し，育成するための組織的な取り組みを意味します．FDは本来，個々の大学教員が所属大学におけるさまざまな職務（教育，研究，管理，社会奉仕等）を達成するために必要な専門的能力を維持し，改善するためのあらゆる活動を意味します（絹川，1999）が，1998年に大学審議会から出された答申「21世紀の大学像と今後の改革方策について」において，「各大学は，個々の教員の教育内容・方法の改善のため，全学的にあるいは学部・学科全体で，それぞれの大学等の理念・目標や教育内容についての組織的な研究・研修（ファカルティ・ディベロップメント）の実施に努めるものとする旨を大学設置基準において明確にすることが必要である」と提言されたことにより，「大学教員が授業内容・方法を改善し，向上させるための組織的な研修等の取組み」という意味が一般的になりました．

　1999年9月，大学設置基準に「大学は，当該大学の授業の内容及び方法の改善を図るための組織的な研修及び研究の実施に努めなければならない」と定められたことで，FDは努力義務化されました．その後，2005年の答申「新時代の大学院教育　国際的に魅力ある大学院教育の構築に向けて」を受けて，2007年度に大学院設置基準，2008年度には大学設置基準においてFDが義務化されました．

　また，2017年度からは，FDとは別に「教育研究活動等の適切かつ効果的な運営を図るため，職員（事務職員だけでなく教員や技術職員を含む）を対象とした必要な知識及び技能を習得させ，並びにその能力及び資質を向上させるための研修の機会を設けるほか，必要な取組を行うものとする」として，スタッフ・ディベロップメントの義務化が大学設置基準に定められました．大学では，授業の内容や方法の改善だけでなく，教育研究活動等を適切かつ効果的に運営するための組織的な研修等の取り組みが必須となり，大学教員はそれらの研修にも参加することになっています．

> 大学には，専門学校のように，専任教員に必要な研修はありませんが，ファカルティ・ディベロップメント（FD）とスタッフ・ディベロップメント（SD）の取り組みが義務化されています．

7.　看護教員を養成するうえでの課題

　優秀な看護職を養成するには，看護教員が欠かせません．しかし，看護大学，看護専門学校ともに看護教員の確保が課題となっています．

　とくに看護大学では，この30年間でその数が急激に増えたこともあり，看護教員が不足しています．2018年に日本看護系大学協議会は，看護系大学における教員の確保に関する要望書を，文部科学省，厚生労働省に提出しました．また，「看護系大学（国公私立）教員数に関する調査結果」（日本看護系大学協議会・日本私立看護系大学協会，2021）によれば，過去6年間に，その年度の4月1日時点で教員定数を充足できなかったことがある大学は80.8％に上り，教員確保の問題は継続していることがわかります．

　一方，「看護師養成所の教員の勤務実態等に関する会員調査」（日本看護協会，2018）では，看護教員は所属する専門学校で教員を継続する意向が病院の看護師より低いことが明らかになりました．その原因として業務負担が示されており，看護専門学校の教員を増員する必要性が指摘されています．また，専任教員養成講習会が開催される都道府県が限られており，受講機会の拡大を検討する必要性も述べられています．

● 文献

・稲垣忠彦, 他編 (1985)：教育の原理 II 教師の仕事. 東京大学出版会.
・絹川正吉 (1999)：FD とは何か.「大学力を創る FD ハンドブック」. 大学セミナー・ハウス編, 東信堂.
・厚生労働省 (2010)：今後の看護教員のあり方に関する検討会報告書.
　https://www.mhlw.go.jp/shingi/2010/02/dl/s0217-7b.pdf
・日本看護協会 (2018)：看護師養成所の教員の勤務実態等に関する会員調査.
　https://www.nurse.or.jp/nursing/home/publication/pdf/report/2018/yoseijyo_jittai.pdf
・日本看護系大学協議会, 日本私立看護系大学協会 (2021)：看護系大学（国公私立）教員数に関する調査結果.
　https://www.janpu.or.jp/wp/wp-content/uploads/2021/12/DBreport2.pdf

Part 3

看護職として
働き続けることと
教育・学習について考える

Chapter 12 看護職の生涯教育・生涯学習

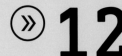

Chapter 12 看護職の生涯教育・生涯学習

みなさんは，生涯教育・生涯学習という言葉にどのようなイメージをもちますか？　義務教育を終えて，高校を卒業した後も学習が続くということでしょうか．しかも生きている間はずっと？

ここでは，生涯教育・生涯学習という考え方が歴史のなかでどのようにとらえられてきたのかを整理し，看護職にとっての重要性を考えていきます．

1. 生涯教育・生涯学習の概念

生涯教育とは，「個人または集団，社会の向上のために，生涯を通じて人間的，社会的，職業的な発達をはかる営み」（細谷ら，1990，p108）のことをいいます．そして，国際教育事典では，「教育を受ける権利（機会）を生涯にわたり，必要に応じ保障すること，およびそれを社会公共の仕事として制度化するための理念である」（松崎，1991，pp351-352）と述べられています．

一方，生涯学習とは，学習者が「生涯を通じて一定の活動により意識や行動様式の変容を行う過程」（細谷ら，1990，p105）をさし，文部科学白書には，「一般には人々が生涯に行うあらゆる学習，すなわち，学校教育，家庭教育，社会教育，文化活動，スポーツ活動，レクリエーション活動，ボランティア活動，企業内教育，趣味など様々な場や機会において行う学習」（p52）と記されています．

このように，「生涯学習は学習者の側の学習をとらえる概念であり，生涯教育は学習者へ働きかける側の援助活動をとらえる概念」（p105）といわれています．

生涯教育は教育者側にとっての，
生涯学習は学習者側にとっての考え方です．

1) ユネスコにおける生涯教育の概念

(1) ラングランによる生涯教育の理念

1965年，ユネスコ[※1]本部で開催された成人教育推進国際会議において，フランスの教育思想家であるラングラン (Lengrand P) が提唱した生涯教育 (lifelong education) の理念が，生涯学習の概念の原点です．

ラングランは「生涯教育は，人格の統一的・全体的・かつ継続的な発達を強調することによって，職業，人文的表現力，一般教養，その他各人がそのために，またそれによってことを成し自己を実現するような様々な立場が必要とするものと，そのための教育訓練との間に，恒久的なコミュニケーションを創り出すような教育の課程や方法を思いつくようにと誘うものである」(Lengrand, 1970/1984, p58) と述べています．ラングランは，学習を，一生を通した統合的な視点でとらえ，生涯学習によって完成度の高い人間をめざすことがよりよい民主主義社会につながると考えました．

[※1] ユネスコ (United Nations Educational, Scientific and Cultural Organization；UNESCO，国際連合教育科学文化機関)：国際連合憲章が，世界の諸人民に対して人種，性，言語または宗教の差別なく確認している正義，法の支配，人権および基本的自由に対する普遍的な尊重を助長するために，教育，科学および文化を通じて諸国民の間の協力を促進することによって，平和および安全に貢献することを目的とした国際連合の専門機関です（ユネスコ憲章全文第一条より）（文部科学省，掲載年不明）．日本は1951年に加盟し，2021年6月現在，193カ国が加盟しています．

(2) 「The Learning Society (ラーニング・ソサエティ)」にみる生涯教育

1972年，アメリカの教育者であったハッチンス (Hutchins RM) は，著書「The Learning Society (ラーニング・ソサエティ)」において，教育とは，働くための資格取得や技術習得が目的なのではなく，「人間が"賢く，楽しく，健康に生きる"のを助けることにかかわるもの」(新井, 1979, p24) であり，「人間的であり続けるための方法は，学習を続けることである」(p28) と述べました．

そして，ラーニング・ソサエティ＝学習社会とは「すべての男女にいつでも定時制の成人教育を提供するだけでなく，学習，達成，人間的になることを目的とし，あらゆる制度がその目的の実現を志向するように価値の転換に成功した社会であろう」(pp31-32) と記しています．このハッチンスの思想は，生涯教育やリカレント教育に通底しています．

(3) 「Learning to be (未来の学習)」に示された生涯教育

ラングランが生涯教育の概念を提唱した7年後の1972年，フランスの政治家であったフォール (Faure E) を委員長とする教育開発国際委員会から報告書「Learning to be (未来の学習)」が発表されました．

Part

3

…

看護職として働き続けること
と教育・学習について考える

▼

Chapter

12

…

看護職の
生涯教育・生涯学習

ラングランも作成に携わったこの報告書では，生涯教育は「あくまでもひとりひとりの学習者の個性豊かな成長発達に中心をおきながら，多様な教育社会を整備するのを主眼とする」（ユネスコ教育開発国際委員会, 1975, p315）ものであり，「すべての人は生涯を通じて学習を続けることが可能でなければならない．生涯教育という考え方は，学習社会の中心思想である」（p208）と示されています．ここでは，「生涯教育を将来の教育施策の基本理念とすべき」（文部科学省, 1992a, p272）とし，世界各国の教育の現状や課題に即して方策を見出せるように具体的な提言がなされました．

（4）生涯教育と生涯学習の概念，成人教育の位置づけ

　その後，1976年のユネスコ第19回総会において「成人教育の発展に関する勧告」が採択されました．そのなかで「『生涯教育及び生涯学習』とは，現行の教育制度を再編成すること及び教育制度の範囲外の教育におけるすべての可能性を発展させることの双方を目的とする総合的な体系をいう」（文部科学省, 1976）ことが示され，生涯教育と生涯学習の概念が定められました．さらに，「生涯教育の不可分の一部としての成人教育が，経済的及び文化的発展，社会的進歩，世界平和並びに教育制度の発展に決定的に貢献し得る」（文部科学省, 1976）として，生涯教育における成人教育の位置づけも示されました．

　そして，1996年，ユネスコ21世紀教育国際委員会の報告書「Learning：The Treasure with in（学習　秘められた宝）」において，「生涯学習の理念は21世紀への枢要な鍵の一つ」（天城, 2004, p13）であるとし，生涯を通じた学習のための4本柱を掲げました．その4本柱とは次のとおりです（p66）．

① 理解の手段を獲得するための「知ることを学ぶ（leaning to know）」
② 自らの置かれた環境のなかで創造的に行動するための「為すことを学ぶ（learning to do）」
③ 社会のすべての営みに参画し協力するために「（他者と）ともに生きることを学ぶ（learning to live together, learning to live with others）」
④ 先の3つの柱から必然的に導き出される過程としての「人間として生きることを学ぶ（learning to be）」

　また，委員会では，「教育を特定の目的（知識や資格，あるいは経済的な可能性の向上など）の達成手段として捉えるだけでなく，全き人間への発展過程と考えるべき」（p67）であり，「人間として生きることを学ぶ」ことであると述べられています．

　生涯教育・生涯学習に関するさまざまな提言，成人教育の位置づけを確認し，生涯学習とは「人間として生きることを学ぶことである」ことをおさえておきましょう．

2）OECDにおけるリカレント教育

　リカレント教育は，1973年にOECD [※2] が提起した「Recurrent Education：A Strategy for Lifelong Learning（リカレント教育　生涯学習のための戦略）」をきっかけに世界へ広まった教育政策です．リカレント教育とは，「すべての人に対する，義務教育終了後または基礎教育終了後の教育に関する総合的戦略であり，その本質的特徴は，個人の生涯にわたって教育を交互に行うというやり方，すなわち他の諸活動と交互に，特に労働と，しかしまたレジャー及び隠退生活とも交互に教育を行うこと」（文部省大臣官房，1974，p8）をいいます．3つの分野「①伝統的な義務教育以降の教育制度，②あらゆる企業内教育（OJT），③成人教育」（OECD，1974，p44）を「総合化するための一つの政策理論」（p44）として示されました．また，リカレント教育は「①個人の発達，②機会の均等，③教育と社会（特に労働）との相互作用」（p45）を基本目標に掲げ，この3つに関する諸問題の解決をめざしています．

　前述の「リカレント教育　生涯学習のための戦略」では，リカレント教育により「青年の社会参加を早め，あるいは労働経験が学習契機となって教育の成果があがることをねらいとし，変化の激しい高度社会に対応する教育システムを構築しようとする」（文部科学省，1992a，pp272-273）戦略を打ち出しました．このリカレント教育の背景には，「労働現場で必要とされる知識や技術の革新もはやくなり，労働現場にいるだけでは，それに対応できなくなってしまったという現実的な問題」（香川ら，2008，p18）があり，職業教育と結びついた考え方であることがわかります．

> リカレント教育は，教育活動とその他の活動を交互に行うことをさしますが，現在では，新しい知識や技術に対応するための職業教育とも結びついています．

※2　OECD（Organisation for Economic Co-operation and Development，経済協力開発機構）：先進国間の自由な意見交換や情報交換を通じて，①経済成長，②貿易自由化，③途上国支援（これを「OECDの三大目的」といいます）に貢献することを目的とした機関で，1948年に発足し，日本は1964年に加盟しました．2021年6月現在，38カ国が加盟しています（経済産業省，2021）．

3.　日本における「生涯学習」概念の展開

（1）生涯学習の日本への浸透

　日本で「生涯教育」が導入されるきっかけとなったのは，1965年，ユネスコ本部で開催された成人教育推進国際会議でした．この会議に日本政府の代表として出席した波多野完治は，生涯教育の重要性を感じ，帰国後，日本に生涯教育の理念を伝えました．

　翌年（1966年）の中央教育審議会答申「後期中等教育の拡充整備について」のなかで，これまでの学校教育を中心とした考え方に対して，一生を通じた教育という考え方の重要性が示され，「教育改革の視点として生涯学習体系への移行」（文部科学省，1992c）が掲げられました．これにより，

Part

3

…

看護職として働き続けること
と教育・学習について考える

▼

Chapter

12

…

看護職の
生涯教育・生涯学習

生涯教育は日本に浸透していきました.

1971年の社会教育審議会答申「急激な社会構造の変化に対処する教育のあり方について」では,生涯教育という言葉を用いて「あらゆる教育は,生涯教育の観点から再検討を迫られている」(文部科学省,1992b)と指摘され,生涯教育と社会教育との関連が明確に記載されました.そして1981年,中央教育審議会「生涯教育について」では,生涯学習の考え方が次のように示されました.

> 今日,変化の激しい社会にあって,人々は,自己の充実・啓発や生活の向上のため,適切かつ豊かな学習の機会を求めている.これらの学習は,各人が自発的意思に基づいて行うことを基本とするものであり,必要に応じ,自己に適した手段・方法は,これを自ら選んで,生涯を通じて行うものである.その意味では,これを生涯学習と呼ぶのがふさわしい.
>
> この生涯学習のために,自ら学習する意欲と能力を養い,社会の様々な教育機能を相互の関連性を考慮しつつ総合的に整備・充実しようとするのが生涯教育の考え方である.言い換えれば,生涯教育とは,国民の一人一人が充実した人生を送ることを目指して生涯にわたって行う学習を助けるために,教育制度全体がその上に打ち立てられるべき基本的な理念である(文部科学省,1981).

この考え方は,日本の教育政策の中心的理念になっています.

(2) 生涯学習体系への移行と生涯学習体制の整備

1984年,長期的な展望に立って教育改革に取り組むために臨時教育審議会が設置され,審議のなかで,「学習者の視点に立った立場を明確にする」(文部省,1992,p273)ため,生涯教育ではなく生涯学習という表現が用いられるようになり,広く一般に知られるようになりました.そして,最終答申では,「学校中心の考え方を改め,生涯学習体系への移行を主軸とする教育体系の総合的再編成を図っていかなければならないとしている.すなわち,学校教育の自己完結的な考え方から脱却し,人間の評価が形式的な学歴に偏っている状況を改め,これからの学習は,学校教育の基盤の上に各人の責任において自由に選択し,生涯を通じて行われるべきものである」(p263)と述べられ,生涯学習体系への移行の考え方と生涯学習体制の整備の具体的方策が取りまとめられました.

1990年6月には,文部省(当時)によって「生涯学習の振興のための施策の推進体制等の整備に関する法律」が規定され,生涯学習審議会が設置されました.1992年7月,生涯学習審議会答申「今後の社会の動向に対応した生涯学習の振興方策について」のなかで,生涯学習社会の実現に向けて,国・地方公共団体・関係機関・団体等の役割や取り組むべき事項が示されました.

さらに,2006年には,教育基本法の第3条に,生涯学習の理念として「国民一人一人が,自己の人格を磨き,豊かな人生を送ることができるよう,その生涯にわたって,あらゆる機会に,あらゆる場所において学習することができ,その成果を適切に生かすことのできる社会の実現が図られなければならない」(文部科学省,2006)ことが示されました.

(3) 生涯学習社会を取り巻く社会の状況の変化に向けて

2022年現在,生涯学習社会を取り巻く状況は変化を続けています.

第11期中央教育審議会分科会では，「人生100年時代やSociety5.0 [※3] の到来，DX [※4] の急速な進展，新型コロナウイルス感染症など社会の急速な変化に対応するための今後の生涯学習・社会教育の在り方や果たしうる役割，具体的な推進方策」（文部科学省，2022）について審議され，社会の学び直し（リカレント教育）の充実，高等教育機関で社会人が学ぶ環境の整備，障害者が生涯を通じて学習するための支援，専修学校教員の振興，多様な学習機会の提供，学校外での学習への単位認定，高等学校卒業程度認定試験，大学改革支援，学位授与機構による学位授与，検定試験の質の向上などへの取り組みが行われています．

> 日本にも浸透した生涯教育の考え方は教育制度全体に影響し，
> 生涯学習社会の実現がめざされています．

※3 Society5.0（超スマート社会）：サイバー空間（仮想空間）とフィジカル空間（現実空間）を高度に融合させたシステムにより，経済発展と社会的課題の解決を両立する，人間中心の社会（Society）．
※4 DX（digital transformation，デジタルトランスフォーメーション）：将来の成長，競争力の強化のために，新たなデジタル技術を活用して新たなビジネスモデルを創出し，柔軟に改変すること．企業が外部エコシステム（顧客，市場）の劇的な変化に対応しつつ，内部エコシステム（組織，文化，従業員）の変革を牽引しながら，第3のプラットフォーム（クラウド，モビリティ，ビッグデータ／アナリティクス，ソーシャル技術）を利用して，新しい製品やサービス，新しいビジネスモデルを通して，ネットとリアルの両面での顧客エクスペリエンスの変革をはかることで価値を創出し，競争上の優位性を確立すること．〔引用元〕政府CIOポータル（2020）：世界最先端デジタル国家創造宣言・官民データ活用推進基本計画（令和2年7月17日閣議決定）．

4. 看護職にとっての生涯教育・生涯学習の重要性

医療の複雑化や高度化，人口の高齢化や少子化にともない，国民のヘルスケア・ニーズが多様化し，看護職が果たすべき役割は拡大しています．そして，社会が看護職に寄せる期待は増しており，看護職が提供するサービスに求める質と効率の水準はこれまで以上に高くなっています．看護の専門職が専門能力を発揮し，期待される役割を果たすためには，看護基礎教育を修了して看護師の資格を取得した後も継続して学習し，自己の能力の開発と維持・向上に努める必要があります．

1987年に厚生省（当時）が発表した「看護制度検討会報告書」で，看護職の生涯教育を検討する必要性がはじめて示されました．そして，1992年の「看護職員生涯教育検討会報告書」では，「看護職員が専門職業人として成長，成熟し，看護が魅力あるものとして生涯を通して続けられるようにするためには，既に行われている研修も踏まえて生涯教育の体系化を図り，それに基づいた研鑽の機会が与えられるようにする必要がある」（p4）とされ，看護職の生涯教育の体系化と推進方策が取りまとめられました．

法律にも，看護職には自己研鑽を続ける責務があると示されています．保健師助産師看護師法の第3章第28条の2には，「保健師，助産師，看護師及び准看護師は，免許を受けた後も，臨床研修その他の研修を受け，その資質の向上を図るように努めなければならない（一部抜粋）」（看護行政研究会，2022，p14）と定められています．また，1992年に制定された看護師等の人材確保の促進に関する法律の第6条「看護師等の責務」には，「看護師等は，保健医療の重要な担い手としての自覚の下に，高度化し，かつ，多様化する国民の保健医療サービスへの需要に対応し，研修を受ける

Part

3
…
看護職として働き続けること
と教育・学習について考える
▼
Chapter

12
…
看護職の
生涯教育・生涯学習

等自ら進んでその能力の開発及び向上を図るとともに，自信と誇りを持ってこれを看護業務に発揮するよう努めなければならない」（看護行政研究会編，2022, p114）と記されています．

このように，看護職の生涯教育・生涯学習の重要性は関係省庁の報告書や法律に示され，現在では臨床研修等が努力義務となっています．看護職には，自発的に能力や資質を向上させることが求められているのです．

> 社会から期待されている役割を果たすため，看護職には，
> 生涯教育・生涯学習による自己研鑽が求められています．

5. 看護職の継続教育

看護職の継続教育は，1975年に国際看護師協会（International Council of Nurses；ICN）が「継続教育についての宣言」を採択したことを機に世界で取り組まれるようになりました．

1985年に日本看護協会は，看護職の継続教育を「資格取得後の看護職を対象として，それぞれの看護の専門分野で，日々の進歩に立ち遅れず仕事ができるようにするために計画された教育)」（日本生涯教育学会編，1990, p228）と規定しました．そして2000年には，「専門職である看護職が，個々に能力を開発，維持・向上し，自ら，キャリアを形成するための指針」として，継続教育の基準を発表しました．この基準は，1994年にアメリカ看護師協会が発表した「継続教育に関する基準　看護スタッフ能力開発の基準」を参考に，組織と運営の基準，学習資源の基準，教育活動の基準の3つで構成されました．

その後，看護を取り巻く環境の変化や継続教育の取り組みの充実により見直しがはかられ，2012年にVer2が作成されました．そのなかで「看護における継続教育とは，看護の専門職として常に最善のケアを提供するために必要な知識，技術，態度の向上を促すための学習を支援する活動である．継続教育は，看護基礎教育での学習を基盤とし，体系的に計画された学習や個々人が自律的に積み重ねる学習，研究活動を通じた学習などさまざまな形態をとる学習を支援するよう計画されるものである」と記されています．

今日，継続教育はさまざまな組織（看護職が就業する施設，教育機関，職業団体，公的機関等）で提供されています．継続教育の推進に向けて，2013年に日本看護協会が作成した「『継続教育の基準ver.2』活用のためのガイド」では，教育体制の整備や教育内容の充実のための具体的な方法が提示されました．

2023年には，「継続教育の基準」に代えて，「看護職の生涯学習ガイドライン」が示されました．

このガイドラインでは，看護職が主体的に学んでいくことと，さまざまな組織が看護職の学びを支援するという考え方から，継続教育という概念ではなく，生涯学習支援やキャリア形成支援という概念で説明されています．しかし，ここでは，看護職の学習を意図的に組織化するという点から，継続教育という概念を使います．

看護職の生涯教育における継続教育の位置づけ

看護職の継続教育は，生涯教育のなかでも，基礎教育を修了し免許を取得している看護職を対象とした教育をさします．そして，継続教育は，大きく分けて卒後教育，現任教育，その他の教育，自己学習に分類されます（**図12-1**）．

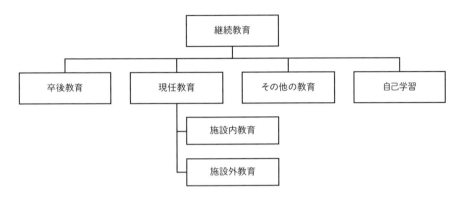

図12-1　看護職の継続教育の位置づけ（氏家編, 1991, p6. を参考に作成）

（1）卒後教育

おもな卒後教育として，看護系大学院への進学があります．看護系短期大学卒業生の看護大学や一般大学への編入学，看護系高校や看護系高校専攻科卒業者の看護系大学や一般大学への進学，看護系大学の研究生も，卒後教育に含まれます．

大学院では，学習者がライフスタイルにあわせた学び方を選べるよう履修形態が多様化しています．たとえば，編入学制度や単位交換制度，履修科目制度を設けている大学院，昼間だけでなく夜間にも開講している授業がある大学院，夜間に特化した教育課程をもつ大学院があります．

（2）現任教育

現任教育には，施設内教育と施設外教育があります．

●施設内教育

施設内教育は，各施設が，雇用している看護職を対象にして，自施設内で実施する体系的な教育をさします．教育の目的・目標は各施設の理念にもとづいて設定され，施設が育成したい看護職像が反映されます．そして，職種別（看護師，助産師，保健師ごと），経験年数別（新卒，2年目，中堅等），専門分野別（成人系，周産期系，救急系等），キャリア別（ジェネラリスト，スペシャリスト，管理者，教育担当者等）に企画され，各対象に適切な時期，時間，場所が検討されます．看護職は，勤務先の教育研修体制に沿って，看護実践に必要な能力の向上に努めます．

2010年から，新人看護職員を対象とする施設内教育が努力義務化され，新人看護職員研修ガイ

Part

3

…

看護職として働き続けること
と教育・学習について考える

▼

Chapter

12

…

看護職の
生涯教育・生涯学習

ドライン（以下，ガイドライン）が作成されました．このガイドラインが検討された背景には，臨床現場で必要とされる臨床実践能力と看護基礎教育で習得する看護実践能力との間の乖離が，新人看護職員の離職につながっているという指摘がありました（厚生労働省，2014）．ガイドラインには，この乖離を埋めるべく，臨床実践能力を高めるための新人看護職員研修の考え方，必要な事項，指導者の育成が示されています．基礎教育を修了し免許を取得した学生の多くは，医療施設や診療所に就職することから，看護基礎教育から臨床現場での実践へとスムーズにつながる施設内教育であることが求められます．

　なお，ガイドラインには，「新人看護職員研修等の実施にあたっては，各施設の特性に適した方法を選択したり，組み合わせたりして実現可能な研修を計画することが望まれる」と示されています．自施設のみで研修を行うことができない場合は，「地域，同規模の施設間，医療連携している施設間で連携する方法や研修の実績のある施設と連携するなどの方法」で行われます．

●施設外教育

　施設外教育は，施設以外の教育機関，看護の職能団体，学会，一般企業等が企画・運営している教育をさします．教育の目的・目標はどの施設にも共通する普遍的な内容で設定されます．教育の対象は，医療施設に従事する看護職だけでなく，教員の養成や管理者の育成，スペシャリスト（専門看護師，認定看護師，特定看護師等）や臨床指導者の育成など，多岐にわたります．

　所属する施設が業務の一環として行う学習教育のため，施設側が設定した機会が学習者のニーズと一致しない場合，学習者の意欲に影響を及ぼすこともあります．施設が求める看護職像と個々の学習者がめざす姿が合っていると，双方にとって高い教育効果が得られるでしょう．

（3）その他の教育

　その他の教育には，さまざまな理由で離職した看護職への再教育や，外国への留学，企業による講習会などがあります．

　近年の急速な少子高齢化にともなう人口構造の変化，2018年の第7次医療計画における地域医療構想，働き方改革関連法の施行といった社会状況を受けて，2022年11月に「医療従事者の需給に関する検討会　看護職員需給分科会中間とりまとめ」が発表されました．これによると，地域による看護師不足，夜勤の担い手不足が指摘され，その対策のひとつとして復職支援があげられています．そして，「生涯にわたり国家資格を有する人材として看護職員が長く続けられるようなキャリア形成支援を行うことの必要性」（厚生労働省，2022）にもとづき，再就業支援のための教育研修の充実が進められています．

（4）自己学習

　自己学習には，学習者が自分の時間を使って，自主的・自発的に行う学習のすべてを含みます．自ら学習課題や目標を設定し，達成に向けて学習方法を選択し，取り組みます．学習方法は多岐にわたり，図書館での書籍・視聴覚教材などを用いた学習，セミナーや研修会，学術集会への参加などがあります．

看護職の継続教育として，卒後教育，現任教育，その他の教育，自己学習があります．現任教育のひとつである新人看護職員研修にはガイドラインも用意されています．

7. キャリアという考え方

キャリアという言葉を辞書で引くと，広辞苑（第6版）には，①（職業・生涯の）経歴，②専門的技能を要する職業についていること，③国家公務員試験I種の合格者で，本庁に採用されている者，という3つの意味があり，どれも職業に関連するものです（新村, 2008, p710）.

これまで，キャリアという言葉は多くの理論家によってさまざまに定義されてきましたが，ホール（Hall DT）は，一般的な文献や行動科学の文献などから，キャリアには4つの異なるとらえ方があることを明らかにしました（2002, pp8-10）. 1つ目は出世や昇進，2つ目は専門職のステップアップ（たとえば，弁護士が最初は事務的な業務，次に補佐的な業務，そして独立して業務を行う立場へとステップアップしていくこと），3つ目は生涯にわたる職業の歩み（転職や退職，再就職など，どのような職業に就いてどのように働いてきたのかということ），4つ目は役割に関連したさまざまな経験の生涯にわたる連続です．

そして，ホールは「キャリアとは，人の生涯をとおして，仕事にかかわる様々な経験や活動に関連して個人が知覚する態度と行動の連続」（p12）と定義しました．ホールの定義からは，キャリアが示す職業は限定されず，出世や昇進が目的ではなく，生涯をとおしたプロセスであることがわかります．

キャリアとは，出世や昇進のみをさすのではなく，仕事にかかわるさまざまな経験や活動に関連する，生涯をとおしたプロセスです．

キャリア開発（career development）

生涯をとおしたプロセスであるキャリアを開発するにはどうしたらよいのでしょうか．

日本看護協会（2012）の「継続教育の基準Ver2」には，「看護職のキャリア開発とは，個々の看護職が社会のニーズや各個人の能力および生活（ライフサイクル）に応じてキャリアをデザインし，自己の責任でその目標達成に必要な能力の向上に取り組むことである．また，一定の組織の中でキャリアを発達させようとする場合は，その組織の目標を踏まえたキャリアデザインとなり，組織はその取り組みを支援するものである」と示されています．つまり，キャリア開発は，自ら主体的に取り組むものであり，組織に所属している場合は，組織が求める看護職像との調和をはかる必要があ

Part

3
…
看護職として働き続けること
と教育・学習について考える

▼

Chapter

12
…
看護職の
生涯教育・生涯学習

るということです．つまり，キャリア開発は，個人と組織の双方が行うものといえます．

　社会心理学者のシャイン（Schein EH）は，個人と組織の調和の過程に焦点を当てたキャリア開発を研究し，キャリア開発の本質は「時の経過に伴う個人と組織の相互作用に焦点があること」（1978/1991，p2）であり，両者の相互作用は「能動的であり個人および組織の双方における要求変化を反映する」（p6）と述べました．そして，「調和過程が最適に作動するなら，組織も個人も利益——組織にとっては，生産性水準の上昇，創造性，および長期の有効性，そして個人にとっては，職務満足，保障，最適な個人的発達，および仕事と家庭の最適な統合——　を得るであろう」（p5）と述べています．個人も組織も社会や環境から影響を受け，つねに変化し続けます．互いが変化するなかで，相互作用しながら調和をめざすことが，個人のキャリアを開発し，発達させていくことにつながります．

　次に，個人と組織が相互作用しながら調和するキャリア開発の例を3つ紹介します．

（1）キャリア・アンカー

　シャインは，キャリアを開発し，発達させていくために，個人と組織のなかにキャリア・アンカーという概念を取り入れ，個人が自らキャリアをマネジメントすることを提案しました．シャインは，大学院の修了生を対象に，就職して約12年後まで，アンケートやインタビューによる調査を行いました．そして，個人のキャリアヒストリーから一貫したパターンを見出し，自分のキャリアの拠り所となる何かをアンカー（anchor．船舶などを停留させるために海底に沈めておく物）にたとえました（1990/2003，p25）．

　キャリア・アンカーとは，「あるひとが自分のキャリアを決める際，指針にも制約にもなる自己イメージのこと」（1990/2003，p12）」をいい，次の3つの成分で構成されます．

① 自覚された才能と能力（さまざまな仕事環境での実際の成功にもとづく）
② 自覚された動機と欲求（現実の場面での自己テストと自己診断の諸機会，および他者からのフィードバックにもとづく）
③ 自覚された態度と価値（自己と，雇用組織および仕事環境の規範および価値との，実際の衝突にもとづく）（1990/2003，p143）

　これら3つの成分で構成された自己イメージが明確になることでキャリア・アンカーを見つけることができるとされていますが，キャリア・アンカーは容易にわかるものではありません．

　シャインは，キャリア・アンカーを見つけるための「キャリア指向質問票」を作成し，アンカーを8つのカテゴリー（専門・職能別コンピタンス，全般管理コンピタンス，自立・独立，保障・安定，起業家的創造性，奉仕・社会貢献，純粋な挑戦，生活様式）に分類しました．シャインは，この質問票に取り組み，周りの人と話し合うことをすすめています．その際は，これまでのキャリアでの出来事やこれからの抱負を話すことができる，仕事に関する利害関係のないパートナー（配偶者や親友など）を話し相手として選ぶことが大切であると述べています（1990/2003，p3）．

　そしてシャインは，キャリア・アンカーが見つかった後，それを実践にいかすために取り組むべき5つのことをあげています（**表12-1**）．

表12-1　キャリア・アンカーを実践にいかすためにやるべきこと

1.　自分自身についてさらに深く学ぶための方法を学ぼう
これからも継続して自分自身を観察する機会を設け，観察したことの意味を考え出し，自己洞察を深めることも大切です．自分自身について学ぶことは生涯を通じた課題（lifelong task）です．新たな経験をするたびに自分の行動を分析する習慣を身につけてください．
2.　自分の現在の職務を分析しよう
現在の職務が自分のキャリア・アンカーと一致しているか，才能を活用できているか，自分の欲求に合っているか，またはその職務で自分の価値観を満足させているか，分析しましょう．
3.　将来の計画を考えよう
将来をもっと充実したものにするために，自分の職務を設計し直すことが必要か，どんな調整が必要か，どんな教育訓練を追加することが必要か，異動あるいは転勤を望むか，何らかの避けるべき動きがあるか，考えましょう．
4.　あなたの欲求を人にも伝えよう
1～3までのあなた自身の結論を知りたいのは誰でしょう．自分の仕事の将来に援助的に動いてくれるような人があなたの組織のなかにいますか．あなたとあなたの家族のメンバーは，家族全体の人生設計をよりよいものにするために議論しあうことを望んでいますか．
5.　自分自身でキャリアを積極的に管理するようになろう
自分の手で選択できる領域がどこにあるのかを見極めて，その領域はしっかりと管理するべきです．世のなかが複雑になればなるほど，雇用者側が一人ひとりに何がベストなのかを判断することはだんだん難しくなります．キャリアを管理する責任は，一人ひとりの個人にいっそうの比重がかかってきます．最も重要な助言として，犠牲者にならないようにお願いします．

Schein, 1990/2003, pp87-88. をもとに筆者が作成

> キャリア・アンカーとは自己イメージのようなもので，キャリア開発の拠り所となります．

（2）看護師のクリニカルラダー

　看護師のクリニカルラダーは，看護師の能力開発を目的とした評価指標で，米国で1970年代に開発され，その後，日本に導入されました．評価指標は施設ごとに異なり，施設の理念や育成したい看護師像にもとづいて看護理論の分類を参考にしたものや，施設独自に作成されたものなど，さまざまでした．

　2016年，日本看護協会は，「あらゆる施設や場におけるすべての看護師に共通する看護実践能力の標準的指標」として，看護師のクリニカルラダー（以下，JNAラダー）を公表しました．JNAラダーは，「看護師の看護実践に必要な実践能力を段階的に表現したもの」で，看護師個人は「看護実践能力の自己評価・自己研鑽ツールとして，専門職である自身の成長のために」，組織は「理念や目的と照らし合わせながら人材育成・教育支援ツールとして，看護師を育てるために」活用し，看護実践能力の担保だけでなく，キャリア開発にも役立つものであるとされています．

　クリニカルラダーを用いることで，看護師個人は，自分の看護実践能力がどの段階まで到達しているのかを自己評価でき，課題を見出すとともに，次の目標を設定することが可能になります．また，組織も，ラダーという共通のツールを使って個人の到達度を把握できることから，一人ひとり

に必要な支援を具体的に見出すことができ，組織として整備すべき教育研修体制を知るための手がかりを得ることができます．

日本看護協会のラダーは，個人には自己評価・自己研鑽ツールとして，組織には人材育成・教育支援ツールとして，キャリア開発に役立ちます．

(3) セルフ・キャリアドック

　日本経済再生本部が2015年に発表した「日本再興戦略」改訂2015において，セルフ・キャリアドック制度が提言されました．セルフ・キャリアドックとは，「企業がその人材育成ビジョン・方針に基づき，キャリアコンサルティング面談と多様なキャリア研修などを組み合わせて，体系的・定期的に従業員の支援を実施し，従業員の主体的なキャリア形成を促進・支援する総合的な取組み，また，そのための企業内の『仕組み』のこと」（厚生労働省，2017，p2）をいいます．従来の人材育成施策と異なる点は，「企業・組織の視点に加えて，従業員一人ひとりが主体性を発揮し，キャリア開発を実践することを重視・尊重する人材育成・支援を促進・実現する仕組み」（p3）であることです．セルフ・キャリアドックの導入により，個人は仕事に満足しながら成長でき，組織は人材の定着と生産性の向上を期待できる点で，双方にとって有益であることがうたわれています．

　セルフ・キャリアドックでは，キャリア研修を実施することや，従業員がキャリアコンサルタントと1対1で面談すること，キャリア支援を受けることが提案されています．

セルフ・キャリアドックとは，組織が個人の主体的なキャリア開発を支援するもので，組織にとっても，人材定着や生産性向上などのメリットがあります．

　ここではキャリア開発に関する3つの例を紹介しました．3つに共通することは，キャリアをマネジメントする主体は個人であり，個人が自らの意思をもって主体的にキャリアを選びとることが重要だということ，組織は個人のキャリアのニーズを把握し，キャリアマネジメントを支援することが組織の活性化のためにも重要であるということです．

専門職とは（看護職の専門職性）

　専門職というと，どのような職業を想像するでしょうか．医師や弁護士は専門職として認識されているかもしれませんが，看護職はどうでしょうか．日本では，看護職は専門職か，非専門職か，という議論が半世紀以上続いていて，いまもなお専門職として認められているとはいいがたい状況にあります．

　そもそも，専門職とはどのような職業のことをいうのでしょうか．

　専門職の定義や基準は時代とともに変化し，職種によってもさまざまです．社会学者の天野正子（1972）は，研究者たちがそれぞれに規定した専門職の特質を5つに集約しています．

① 理論的知識にもとづいた技術を必要とし，その獲得のために専門化された長期間（高等教育以上）にわたる教育訓練が必要とされる
② その職業に従事するためには，国家ないしはそれにかわる団体によって行われる厳密な試験資格をパスすることが要求される
③ 同一の職業に属する者の職業団体を結成し，その組織としての統一性を維持するため，一定の行為規範がつくられる
④ サービスの提供は，営利を第一の目的に据えるのではなく，何よりも公共の利益を重視して行われる
⑤ 雇用者・上司・顧客（クライエント）などから，職業活動上の判断・措置について，指揮・監督・命令を受けない職業活動上の自律性（個人としての自律性）をもち，また，職業団体としてのメンバーの養成，免許などについて一定の自己規制力（集団としての自律性）をもつ

　天野は，看護職は②，③，④についてはすでにほぼ具備しているものの，①を専門性，⑤を自律性とよぶことにすると，十分に満たしていないと述べています．

　看護の歴史には，看護師が専門職としての地位を確立するために取り組んできた経緯があります．医師や准看護師，看護助手との明確な業務区分を試みることで，看護職は専門性と自律性の獲得をめざしましたが，患者の状況に応じて業務分担を判断する必要がある点や，看護本来の業務である「療養上の世話」も医師の指示のもとに行われている点で，専門職化を成し遂げられていないのが現状です．

　今日，チーム医療が進められていますが，他の職種と協働するなかで，看護職が果たしていく役割を考えることは，看護の専門性とは何か，看護職が自律的に看護を実践していくとはどういうことかを考えることにつながります．

Part

3
…
看護職として働き続けること
と教育・学習について考える

▼

Chapter

12
…
看護職の
生涯教育・生涯学習

● 文献

- Hall DT(2002):Careers in and out of organizations.sage publications.
- Lengrand P(1970):An introduction to lifelong education.波多野完治訳(1984):生涯教育入門.日本社会教育連合会.
- OECD編/森隆夫訳(1974):生涯教育政策 リカレント教育・代償教育政策.ぎょうせい.
- Schein EH(1978): Career dynamics./二村敏子,三好勝代訳(1991):キャリア・ダイナミクス.白桃書房.
- Schein EH(1990):Career anchors./金井壽宏訳(2003):キャリア・アンカー 自分のほんとうの価値を発見しよう.白桃書房.
- 天城勲(2004):学習・秘められた宝 ユネスコ「21世紀教育国際委員会」報告書.ぎょうせい.
- 天野正子(1972):専門職化をめぐる看護婦・看護学生の意識構造.看護研究,5(1):181-200.
- 新井郁男編(1979):現代のエスプリNo.146 ラーニング・ソサエティ.至文堂.
- 氏家幸子編(1991):看護MOOK No.37 看護教育.金原出版.
- 看護行政研究会編(2022):看護六法.令和4年版,新日本法規出版.
- 経済産業省(2021):OECD(経済開発協力機構).
  https://www.meti.go.jp/policy/trade_policy/oecd/index.html
- 厚生労働省(1992):看護師等の人材確保の促進に関する法律 第六条「看護師等の責務」.
  https://www.mhlw.go.jp/file/06-Seisakujouhou-10800000-Iseikyoku/0000103788.pdf(2022.11.12.検索)
- 厚生省健康政策局看護課(1992):看護職員生涯教育検討会報告書.メヂカルフレンド社.
- 厚生労働省(2014):新人看護職員研修ガイドライン.改訂版.
  https://www.mhlw.go.jp/file/06-Seisakujouhou-10800000-Iseikyoku/0000049466_1.pdf(2022.11.27.検索)
- 厚生労働省(2017):SELF CAREER DOCK「セルフ・キャリアドック」導入の方針と展開.
  https://www.mhlw.go.jp/file/06-Seisakujouhou-11800000-Shokugyounouryokukaihatsukyoku/0000192530.pdf
- 厚生労働省(2022):医療従事者の需給に関する検討会 看護職員需給分科会中間とりまとめ.
  https://www.mhlw.go.jp/content/10805000/000567572.pdf(2022.11.27.検索)
- 政府CIOポータル(2020):世界最先端デジタル国家創造宣言・官民データ活用推進基本計画(令和2年7月17日閣議決定).
  https://warp.ndl.go.jp/info:ndljp/pid/12187388/www.kantei.go.jp/jp/singi/it2/kettei/pdf/20200717/siryou1.pdf(2022.11.18.検索)
- 内閣府(掲載年月日不明):Society 5.0.
  https://www8.cao.go.jp/cstp/society5_0/index.html(2022.11.18.検索)
- 日本看護協会(2012):継続教育の基準ver2.
  https://www.nurse.or.jp/nursing/education/keizoku/pdf/keizoku-ver2.pdf(2022.11.12.検索)
- 日本看護協会(2016):「看護師のクリニカルラダー(日本看護協会版)」活用のための手引き.
  https://www.nurse.or.jp/nursing/education/jissen/pdf/guidance_int.pdf(2022.12.4.検索)
- 日本看護協会(2023):看護職の生涯学習ガイドライン.
  https://www.nurse.or.jp/nursing/assets/learning/lllearning-guide.pdf(2023.10.27.検索)
- 日本生涯教育学会編(1990):生涯学習事典.東京書籍.
- 新村出(2008):広辞苑.第六版,岩波書店.
- 細谷俊夫,他編(1990):新教育学大事典.第4巻,第一法規出版.
- 松崎巌(1991).国際教育事典.アルク.
- 文部科学省(掲載年不明):国際連合教育科学文化機関憲章(ユネスコ憲章)/The Constitution of UNESCO.
  https://www.mext.go.jp/unesco/009/001.htm
- 文部科学省(1976):成人教育の発展に関する勧告(仮訳).
  https://www.mext.go.jp/unesco/009/004/017.pdf(2022.11.18.検索)

・文部科学省（1981）：中央教育審議会答申「生涯教育について」．

https://www.mext.go.jp/b_menu/shingi/chuuou/toushin/810601.htm（2022.11.12検索）

・文部省（1992a）：学制百二十年史．ぎょうせい，pp272-273．

https://www.mext.go.jp/b_menu/hakusho/html/others/detail/1318300.htm（2022.11.12.検索）

・文部科学省（1992b）：今後の社会の動向に対応した生涯学習の振興方策について（中間まとめ）．

https://www.ipss.go.jp/publication/j/shiryou/no.13/data/shiryou/syakaifukushi/447.pdf（2022.11.18.検索）

・文部科学省（1992c）：「今後の生涯学習の振興方策について」（審議経過の報告）の概要．

https://www.mext.go.jp/b_menu/shingi/chukyo/chukyo2/toushin/04032902.htm#top（2022.11.18.検索）

・文部科学省（2006）：教育基本法（平成十八年法律第百二十号）．

https://warp.ndl.go.jp/info:ndljp/pid/10655594/www.mext.go.jp/b_menu/houan/kakutei/06121913/06121913/001.pdf

・文部科学省（2022）：令和3年度文部科学白書．

・文部省大臣官房（1974）：教育調査第88集 リカレント教育 生涯学習のための戦略．

・ユネスコ教育開発国際委員会（1975）：未来の学習（Learning to be）．第一法規出版．

・米山光儀（2008）：生涯学習の現代的意義．「やわらかアカデミズム・〈わかる〉シリーズ よくわかる生涯学習」．香川正弘，他編，ミネルヴァ書房．

Part

3

…

看護職として働き続けること
と教育・学習について考える

▼

Chapter

12

…

看護職の
生涯教育・生涯学習

索　引

看護基礎教育課程テキスト
学生のための看護教育学

ISBN978-4-263-71062-3

2023年12月10日　第1版第1刷発行

編著者　佐々木幾美

発行者　白石泰夫

発行所　**医歯薬出版株式会社**

〒113-8612　東京都文京区本駒込1-7-10
TEL. (03) 5395-7618(編集)・7616(販売)
FAX. (03) 5395-7609(編集)・8563(販売)
https://www.ishiyaku.co.jp/
郵便振替番号　00190-5-13816

乱丁, 落丁の際はお取り替えいたします.　　　　　印刷・壮光舎印刷／製本・榎本製本